中国医院协会后勤管理系列丛书

总主编 张 伟

医院消毒供应中心管理手册

主编 黄 浩 方 玲 周晓丽

科学出版社

北京

内 容 简 介

本书紧跟消毒供应专业的发展，以最新的国家卫生行业标准及相关法律法规为依据进行编写。全书共 9 章，分别详细地讲述了消毒供应中心的职能范围、管理模式、建筑布局、人力配置、岗位设置、工作制度、突发事件、应急预案及质量管理、感染管理，为消毒供应管理人员实现科学、规范的管理提供有力依据。

本书可作为消毒供应中心培养新型管理人员的工具用书，也可为从事医院感染控制、护理质量、医疗安全的相关人员提供参考借鉴。

图书在版编目（CIP）数据

医院消毒供应中心管理手册 / 黄浩，方玲，周晓丽主编. —北京：科学出版社，2018.1

（中国医院协会后勤管理系列丛书/张伟总主编）

ISBN 978-7-03-055170-2

Ⅰ.①医… Ⅱ.①黄… ②方… ③周… Ⅲ.①医院–消毒–管理–手册 Ⅳ.①R197.323-62 ②R187-62

中国版本图书馆 CIP 数据核字（2017）第 269775 号

责任编辑：董　林　／　责任校对：彭　涛
责任印制：赵　博　／　封面设计：陈　敬

版权所有，违者必究。未经本社许可，数字图书馆不得使用

科学出版社 出版
北京东黄城根北街 16 号
邮政编码：100717
http://www.sciencep.com

北京厚诚则铭印刷科技有限公司印刷
科学出版社发行　各地新华书店经销

*

2018 年 1 月第 一 版　开本：850×1168　1/32
2025 年 3 月第七次印刷　印张：7
字数：212 000
定价：39.00 元
（如有印装质量问题，我社负责调换）

《中国医院协会后勤管理系列丛书》
编委会

总主编 张 伟

副总主编（按姓氏笔画排序）

　　　　　于爱平　王志伟　王树峰　朱嘉龙
　　　　　李係仁　陈瑞珍　罗　蒙　周保利
　　　　　袁向东　柴建军　虞玉津

《医院消毒供应中心管理手册》编写人员

主　审　　任伍爱　钱黎明
主　编　　黄　浩　方　玲　周晓丽
副主编　　田　红　秦　年　李正英
编　委　　（按姓氏笔画排序）

方　玲　邓　琰　申良荣　田　红
史晓怡　司慧君　阮红梅　李正英
李晓莉　杨晶晶　励秀武　吴小娜
岑　颖　何　倩　陈波桥　林　霞
林素英　周晓丽　郑淑文　赵广科
贺　佳　秦　年　徐洪杰　孟　颖
席英华　黄　浩　喻船丽　曾爱英

序

　　医院消毒供应中心承担着医院所有重复使用的诊疗器械、器具和物品的清洗消毒与灭菌工作，其管理与建设直接关系医疗服务质量，是医院重要的支持保障系统，承担着预防和控制医院感染的重任。如果消毒供应中心管理制度不健全、体系不完善，重复使用诊疗器械再处理流程不规范，一旦发生医院感染事件，必然引发群体性公共卫生事件，带来严重不良的社会影响。近年来消毒供应中心的工作质量已成为医疗界关注的重点及难点之一。

　　随着我国医疗护理事业的发展与进步，消毒供应中心的各项工作逐步走向科学化、标准化、程序化。任何规范流程的建立都需要有专业性的指引，培养优质的管理者，这不仅是消毒供应行业的需求，也是整个医疗、后勤团队的需求。拥有一批经验丰富的消毒供应专业人员，为临床提供安全的无菌物品和优质的供应服务，保证临床医护工作人员和患者的安全，这也是医疗发展大环境下的趋势。

　　重复使用诊疗器械的清洗、消毒、包装及灭菌等每一项工作的细致程度并不亚于临床诊疗工作，甚至更具风险和挑战性。作为消毒供应中心管理者必须具有较强的协调和执行能力，能切实制订合理且适应医院发展的管理理念。只有拥有创新的管理理念及模式和科学的运作方式才能形成和凝聚优秀的团队，实现管理目标，因而编著《医院消毒供应中心管理手册》这样一本具有很强实用性的指导用书，在消毒供应专业发展的道路上具有里程碑意义。

　　该书的编者均是来自国内各大医院消毒供应中心第一线的专业人员，该书针对我国消毒供应专业的发展、现状和当前国际进展，结合实际工作中管理的重点进行编撰，编写结构简明、重点突出、涵盖范围广、内容翔实，具有较强的指导性和可操作性，对消毒供应中心的管理工作具有很强的指导意义，同时也可为医院相关部门的管理者提供借鉴与参考。

张　伟

2017 年 7 月

前　言

消毒供应中心（CSSD）是医院内承担各科室所有重复使用的诊疗器械、器具和物品清洗消毒、灭菌及无菌物品供应的部门，已成为一个独立的专业领域，其工作质量好坏与医院感染的发生密切相关，直接影响医疗服务质量和患者安全。在医疗技术发展的同时，新技术、新业务在临床不断涌现，大量介入性诊疗、微创手术、移植或置换等诊疗技术普遍应用，手术及治疗所用的精密器械日益更新，都对消毒供应中心提出了新的挑战。

源于为医院消毒供应管理者提供科学可行的管理方案的思想，立足于国家卫生和计划生育委员会（卫计委）颁发的行业标准，我们编撰了《医院消毒供应中心管理手册》一书。本书涵盖的专业性内容较全面，为规范和培养消毒供应中心工作人员的专业性提供了依据，为器械处理的各个环节提供有力的保障。

本书共 9 章，内容紧跟消毒供应专业的发展，分别对消毒供应中心的职能范围、管理模式、建筑布局、人力配置、岗位设置、工作制度、突发事件、应急预案及质量管理、感染管理给予了详细的叙述，以期给予消毒供应管理人员实现科学、规范的管理提供有力依据，推动整个消毒供应专业的发展。本书可作为消毒供应中心培养新型管理人员的工具用书，为从事医院感染控制、护理质量、医疗安全相关人员提供参考借鉴。

本书在编写的过程中，得到了中国医院协会后勤管理专业委员会众多专家的大力支持，在此一并表示感谢。本书由消毒供应中心多名一线管理、操作人员编撰，撰写中难免存在疏漏之处，恳请业内专家、同行批评指正，以便于再版时修正。

编　者

2017 年 7 月

目 录

第一章 消毒供应专业的发展 …………………………………… 1
第一节 消毒供应专业概述 ………………………………… 1
第二节 消毒供应相关术语 ………………………………… 4

第二章 消毒供应中心的职能范围 ……………………………… 9
第一节 性质与任务 ………………………………………… 9
第二节 医院内的功能定位 ………………………………… 12

第三章 消毒供应中心管理模式 ………………………………… 15
第一节 分散式管理模式 …………………………………… 16
第二节 集中管理模式 ……………………………………… 16

第四章 消毒供应中心建筑布局与设备设施 …………………… 21
第一节 建筑布局要求 ……………………………………… 21
第二节 空气净化及采样要求 ……………………………… 25
第三节 设备设施及耗材要求 ……………………………… 29

第五章 消毒供应中心的组织管理 ……………………………… 42
第一节 组织架构 …………………………………………… 42
第二节 人员配置及岗位设置 ……………………………… 44
第三节 岗位培训与继续教育 ……………………………… 49

第六章 消毒供应中心工作制度与岗位职责 …………………… 53
第一节 消毒供应中心的工作制度 ………………………… 53
第二节 消毒供应中心的岗位职责 ………………………… 63

第七章　消毒供应中心常见突发事件及应急预案 ……………… 85
第一节　常见突发事件 …………………………………… 85
第二节　应急预案 ………………………………………… 87

第八章　消毒供应中心质量管理 ……………………………… 94
第一节　质量管理组织 …………………………………… 94
第二节　质量管理工具 …………………………………… 96
第三节　常见质量控制方法及监测 …………………… 104
第四节　质量追溯 ………………………………………… 123

第九章　消毒供应中心感染管理 ……………………………… 129
第一节　职业防护 ………………………………………… 129
第二节　工作区域的感染管理 ………………………… 138
第三节　医疗废物的管理 ……………………………… 152

附录 ……………………………………………………………… 159
中华人民共和国卫生行业标准 WS310.1—2016 …………… 159
中华人民共和国卫生行业标准 WS310.2—2016 …………… 175
中华人民共和国卫生行业标准 WS310.3—2016 …………… 196

第一章

消毒供应专业的发展

第一节 消毒供应专业概述

消毒供应中心（CSSD）是医院内承担各科室所有重复使用的诊疗器械、器具和物品清洗消毒、灭菌及无菌物品供应的部门，是医院消毒灭菌系统中的核心科室，是重复使用的无菌物品供应周转的物流中心，是临床医疗服务的重要保障部门。消毒供应中心是病原微生物最集中的地方，而作为全院无菌物品部门，如果流程质量控制出现问题，易造成消毒和灭菌的失败，从而形成物品间的交叉感染，并引发医院感染，严重的甚至会危害患者的生命安全。

一、国内消毒供应专业的发展

1978年我国卫生部颁发了第一部《医院消毒供应室实验标准》，对供应室的建筑和布局作了详细要求，为医院供应室建设提供了一个标准。但由于当时医院对供应室的定位比较模糊，工作条件落后，技术规范和制度不健全，因消毒灭菌不合格引起的感染时有发生。

1987年卫生部颁发的《消毒管理办法》规定各医疗卫生单位须设立由主要负责人负责的消毒隔离管理机构，负责本单位消毒技术指导和监督、监测工作。要求进入人体组织的医疗用品必须达到灭菌标准，接触皮肤、黏膜的器械需达到消毒标准，各种注射、穿刺、采血器具必须一用一灭菌，并对消毒灭菌做了相应规范。1988年2月10日卫生部对新建、扩建、改建供应室提出了具体要求，颁布了《医院消毒供应室验收标准（试行）》，规定工作区域严格划分为污染区、清洁区、无菌区，物品处理按序进行，不逆行，使物品的回收、洗涤、消毒、包装、灭菌、存放、发放均按程序合理开展，形成规范、科学的工作流程。护士、消毒员需持证上岗，使用包外指示胶带监测灭菌效果，并放置包内指示卡，规定包外指示胶带的长度。

卫生部于 2000 年颁发的《医院感染管理规范（试行）》、2001 年通过的新的《消毒管理办法》及 2002 年颁发的《医院消毒技术规范》的相继实施又将消毒供应室的建设推上了一个新的台阶，硬件设施投入加大，部分医院开始兴建中心供应室。2006 年，新的《医院感染管理办法》经卫生部部务会议讨论通过并公布实施，对我国医院消毒供应室的发展起到了更积极的推动作用。

随着中华人民共和国卫生行业标准的推陈出新，现消毒供应中心应建立健全岗位职责、操作规程、消毒隔离、质量管理、监测、设备管理、器械管理及职业安全防护等管理制度和突发事件的应急预案；应建立植入物与外来医疗器械专岗负责制，人员应相对固定；应建立质量管理追溯制度，完善质量控制过程的相关记录；应定期对工作质量进行分析，落实持续改进；应建立与相关科室的联系制度，并主要做好以下工作：主动了解各科室专业特点、常见的医院感染及原因，掌握专用器械、用品的结构、材质特点和处理要点，对各科室关于灭菌物品的意见要调查、反馈、落实，并有记录。

CSSD 的工作人员应当接受与其岗位职责相应的岗位培训，正确掌握以下内容，包括各类诊疗器械、器具和物品的清洗、消毒、灭菌的知识与技能；相关清洗消毒、灭菌设备的操作规程；职业安全防护原则和方法；医院感染预防与控制的相关知识；相关的法律、法规、标准、规范。医院应建立 CSSD 工作人员的继续教育制度，根据专业进展，开展培训，更新知识。

医院 CSSD 建筑要求：宜接近手术室、产房和临床科室，或与手术室之间有物品直接传递专用通道，不宜建在地下室或半地下室；周围环境应清洁、无污染源，区域相对独立；内部通风、采光良好；建筑面积应符合医院建设方面的有关规定并与医院的规模、性质、任务相适应，兼顾未来发展规划的需要；建筑布局应分为辅助区域和工作区域。辅助区域包括工作人员更衣室、值班室、办公室、休息室、卫生间等。工作区域包括去污区、检查包装及灭菌区（含独立的敷料制备或包装间）和无菌物品存放区。工作区域的划分应遵循物品由污到洁，不交叉、不逆流；空气流向由洁到污；采用机械通风的，去污区保持相对负压，检查包装及灭菌区保持相对正压。工作区域温度、相对湿度、机械通风的换气次数宜符合"两规一标"要求。

二、国外消毒供应专业的发展

美国消毒供应中心协会（IAHCSMM）是为美国消毒供应中心工作人员设立的第一个专业机构。此协会成立于1958年，总部设在伊利诺伊州芝加哥市，是一家非营利性机构。其会员数超过9000名遍及美国50个州和一些境外国家的医院、门诊手术中心、牙科、医疗设备生产商和第三方再处理机构。会员制和专业性使得IAHCSMM成为一家真正的国际性机构。

美国消毒供应中心协会专业会员对所有医院消毒供应中心人员和相关领域部门的工作人员开放。普通会员对其他与消毒供应中心领域相关的企业工作人员开放。虽然无强制要求，但是很多消毒供应中心会员都会组成当地分会，根据消毒供应中心协会规定组织会议和提供培训，以及选举当地分会主席作为分会代表组成董事会。董事会每年聚会一次，从会员中选举两位代表加入执行委员会。执行委员会由协会主席、主席当选人、财务主管、执行主管和两位董事会代表组成。执行委员会的职责包括处理协会所有行政和财务问题、规划年度会议、按要求更新所有培训材料、与联谊协会保持工作联系及与消毒供应中心协会委员会进行互动等。

教务总监负责制定和监督所有消毒供应中心培训项目，确保所有培训材料及时、持续和正确发布。执行委员会、教务总监和协会专业发展资源委员会一起合作：为IAHCSMM认证讲师提供培训；为协会年度会议设计培训项目；发掘和更新协会教育资源。

其他两个委员会对IAHCSMM会员也非常重要：公司咨询委员会（CAC）和培训咨询委员会（EAC）。CAC与协会选出的工作人员、执行主管、IAHCSMM的企业赞助商的代表们一起规划年度供应商展览和培训，并考虑企业赞助商相关事件。EAC会员是消毒供应中心的企业技术专家，负责提供专业知识和帮助协会开展活动。

完成消毒供应中心工作人员课程并取得认证，是个人职业发展的一个积极开端。想要在消毒供应中心有所发展的人，需要不断争取得到认可。了解"专家"这个词的含义非常重要，要赢得这一头衔，首先需要了解其要求和职责。专家是指在职业发展中知识渊博、技术精湛的个人；专家会员是指那些在特定专业领域接受过正规培训的个人；专家会员通常由许可证、注册和（或）认证进行限制，并受道德约束。在消毒供应中心工作的人员应争取符合这些要求。

第二节　消毒供应相关术语

消毒供应中心作为一个独立的专业领域，其管理与技术有着特殊的要求，与医院感染有着密不可分的关系，工作质量的好坏直接影响医疗服务质量和患者安全。CSSD 十大流程：回收、分类、清洗、消毒、干燥、检查、包装、灭菌、储存、发放，以下相关术语将对十大流程及相关知识作详尽的阐述。

1. 消毒供应中心（central sterile supply department，CSSD）　医院内承担各科室所有重复使用的诊疗器械、器具和物品清洗、消毒、灭菌及无菌物品供应的部门。

2. 去污区（decontamination area）　CSSD 内对重复使用的诊疗器械、器具和物品，进行回收、分类、清洗、消毒（包括运送器具的清洗消毒等）的区域，为污染区域。

3. 检查、包装及灭菌区（inspection and packing sterilization area）　CSSD 内对去污后的诊疗器械、器具和物品，进行检查、装配、包装及灭菌（包括敷料制作等）的区域，为清洁区域。

4. 无菌物品存放区（sterilized articles store area）　CSSD 内存放、保管、发放无菌物品的区域，为清洁区域。

5. CSSD 集中管理（central management）　CSSD 面积满足需求，重复使用的诊疗器械、器具和物品回收至 CSSD 集中进行清洗、消毒或灭菌的管理方式；如院区分散、CSSD 分别设置或现有 CSSD 面积受限，已在手术室设置清洗消毒区域的医院，其清洗、消毒或灭菌工作集中由 CSSD 统一管理，依据 WS310.1～WS310.3 进行规范处置的也属集中管理。

6. 去污（decontamination）　去除被处理物品上的有机物、无机物和微生物的过程。

7. 外来医疗器械（loaner instrumentation）　由器械供应商租赁给医院可重复使用，主要为用于与植入物相关手术的器械。

8. 精密器械（delicate instruments）　结构精细、复杂、易损，对清洗、消毒、灭菌处理有特殊方法和技术要求的医疗器械。

9. 清洗（cleaning）　去除医疗器械、器具和物品上污物的全过程，流程包括冲洗、洗涤、漂洗和终末漂洗。

10. 冲洗（flushing） 使用流动水去除器械、器具和物品表面污物的过程。

11. 洗涤（washing） 使用含有化学清洗剂的清洗用水，去除器械、器具和物品污染物的过程。

12. 漂洗（rinsing） 用流动水冲洗洗涤后的器械、器具和物品上残留物的过程。

13. 终末漂洗（end rinsing） 用经纯化的水对漂洗后的器械、器具和物品进行最终处理的过程。

14. 超声波清洗器（ultrasonic cleaner） 利用超声波在水中振荡产生"空化效应"进行清洗的设备。

15. 清洗消毒器（washer-disinfector） 用于清洗消毒诊疗器械、器具和物品的设备。

16. 闭合（closure） 用于关闭包装而没有形成密封的方法。例如，反复折叠，以形成一弯曲路径。

17. 密封（sealing） 包装层间连接的结果。注：密封可以采用黏合剂或热熔法。

18. 闭合完好性（closure integrity） 闭合条件能确保该闭合至少与包装上的其他部分具有相同的阻碍微生物进入的程度。

19. 包装完好性（package integrity） 包装未受到物理损坏的状态。

20. 植入物（implantable medical device） 放置于外科操作造成的或者生理存在的体腔中，留存时间为 30d 或者以上的可植入性医疗器械。

21. 湿热消毒（moist beat disinfection） 利用湿热使菌体蛋白质变性或凝固酶失去活性，代谢发生障碍，致使细胞死亡。包括煮沸消毒法、巴斯德消毒法和低温蒸汽消毒法。

22. 可追溯（traceability） 对影响灭菌过程和结果的关键要素进行记录，保存备查，实现可追踪。

23. 灭菌过程验证装置（process challenge device，PCD） 对灭菌过程有预定抗力的模拟装置，用于评价灭菌过程的有效性。其内部放置化学指示物时称化学 PCD，放置生物指示物时称生物 PCD。

24. A_0 值（A_0 value） 评价湿热消毒效果的指标，指当以 Z 值表示的微生物杀灭效果为10K时,温度相当于80℃的时间(s)。

25. 小型蒸汽灭菌器(small steam sterilizer) 体积小于60L的压力蒸汽灭菌器。

26. 快速压力蒸汽灭菌(flash sterilization) 专门用于处理需要立即使用物品的压力蒸汽灭菌过程。

27. 管腔器械(hollow device) 含有的管腔内直径≥2mm,且其腔体中的任何一点距其与外界相通的开口处的距离不大于其内直径的1500倍的器械。

28. 清洗效果测试指示物(test soil) 用于测试清洗消毒机清洗效果的指示物。

29. 消毒(disinfection) 清除或杀灭传播媒介上的病原微生物,使其达到无害化的处理。

30. 消毒剂(disinfectant) 能杀灭传播媒介上的微生物并达到消毒要求的制剂。

31. 高效消毒剂(high effect disinfectant) 能杀灭一切细菌繁殖体(包括分枝杆菌)、病毒、真菌及其孢子等,对细菌芽孢也有一定杀灭作用的消毒制剂。

32. 中效消毒剂(moderate effect disinfectant) 能杀灭分枝杆菌、真菌、病毒及细菌繁殖体等微生物的消毒制剂。

33. 低效消毒剂(low effect disinfectant) 能杀灭细菌繁殖体和亲脂病毒的消毒制剂。

34. 灭菌(sterilization) 杀灭或清除医疗器械、器具和物品上一切微生物的处理。

35. 灭菌剂(sterilant) 能杀灭一切微生物(包括细菌芽孢),并达到灭菌要求的制剂。

36. 无菌保证水平(sterility assurance level,SAL) 灭菌处理后单位产品上存在活微生物的概率。SAL通式为10^{-n}。医学灭菌一般设定SAL为10^{-6},经灭菌处理后在100万件物品中最多只允许一件物品存在活微生物。

37. 斯伯尔丁分类法(E.H.Spaulding classification) 1968年E.H.Spaulding根据医疗器械污染后使用所致感染的危险性大小及在患者使用之前的消毒或灭菌要求,将医疗器械分为三类,即高度危险性物品、中度危险性物品和低度危险性物品。

38. 高度危险性物品（critical items）　进入人体无菌组织、器官、脉管系统的物品，或有无菌体液从中流过的物品或接触破损皮肤、破损黏膜的物品，一旦被微生物污染，将具有极高感染风险，如手术器械、穿刺针、腹腔镜、活检钳、心脏导管、植入物等。

39. 中度危险性物品（semi-critical items）　与完整黏膜相接触，而不进入人体无菌组织、器官和血流，也不接触破损皮肤、破损黏膜的物品，如胃肠道内镜、气管镜、喉镜、肛表、口表、呼吸机管道、麻醉机管道、压舌板、肛门直肠压力测量导管等。

40. 低度危险性物品（non-critical items）　与完整皮肤接触而不与黏膜接触的器材及物品，如听诊器、血压计袖带、病床围栏、床面及床头柜、被褥、墙面、地面、痰盂（杯）和便器等。

41. 灭菌水平（sterilization level）　杀灭一切微生物包括细菌芽孢，达到无菌保证水平。达到灭菌水平常用的方法包括热力灭菌、辐射灭菌等物理灭菌方法，以及采用环氧乙烷、过氧化氢、甲醛、戊二醛、过氧乙酸等化学灭菌剂在规定条件下，以合适的浓度和有效的作用时间进行灭菌的方法。

42. 高水平消毒（high level disinfection）　能杀灭一切细菌繁殖体包括分枝杆菌、病毒、真菌及其孢子和绝大多数细菌芽孢的方法。高水平消毒常用的方法包括采用含氯制剂、二氧化氯、邻苯二甲醛、过氧乙酸、过氧化氢、臭氧、碘酊等及能达到灭菌效果的化学消毒剂在规定的条件下，以合适的浓度和有效的作用时间进行消毒的方法。

43. 中水平消毒（middle level disinfection）　能杀灭除细菌芽孢以外的各种病原微生物包括分枝杆菌的方法。中水平消毒常用的方法包括采用碘类消毒剂（聚维酮碘、氯己定碘等）、醇类和氯己定的复方、醇类和季铵盐类化合物的复方、酚类等消毒剂，在规定条件下，以合适的浓度和有效的作用时间进行消毒的方法。

44. 低水平消毒（low level disinfection）　能杀灭细菌繁殖体（分枝杆菌除外）和亲脂病毒的化学消毒方法，以及通风换气、冲洗等机械除菌法，如采用季铵盐类消毒剂（苯扎溴铵等）、双胍类消毒剂（氯己定）等，在规定的条件下，以合适的浓度和有效的作用时间进行消毒的方法。

45. 有效氯（available chlorine）　与含氯消毒剂氧化能力相当的氯

量，其含量用浓度（mg/L）或百分浓度（g/100ml）表示。

46. 生物指示物（biological indicator） 含有活微生物，对特定灭菌过程提供特定的抗力的测试系统。

47. 中和剂（neutralizer） 在微生物杀灭试验中，用以消除试验微生物与消毒剂的混悬液中和微生物表面上残留的消毒剂，使其失去对微生物抑制和杀灭作用的试剂。

48. 终末消毒（terminal disinfection） 感染源离开疫源地后进行的彻底消毒。

49. 暴露时间（exposure time） 消毒或灭菌物品接触消毒或灭菌因子的作用时间。

50. 存活时间（survival time，ST） 在进行生物指示物抗力鉴定时，受试指示物样本经杀菌因子作用不同时间，全部样本培养均有菌生长的最长作用时间（min）。

51. 杀灭时间（killing time，KT） 在进行生物指示物抗力鉴定时，受试指示物样本经杀菌因子作用，全部样本培养均无菌生长的最短作用时间（min）。

52. D 值（D value） 在设定的条件下，灭活 90% 的试验菌所需的时间（min）。

53. 消毒产品（disinfection product） 包括消毒剂、消毒器械（含生物指示物、化学指示物和灭菌物品包装物）和卫生用品。

54. 卫生用品（sanitary products） 为达到人体生理卫生或卫生保健目的，直接或间接与人体接触的日常生活用品。

55. 菌落形成单位（clonal formation unit） 在活菌培养计数时，由单个菌体或聚集成团的多个菌体在固体培养基上生长繁殖所形成的菌落，称为菌落形成单位，以其表达活菌的数量。

56. 空气净化（aircleaning） 降低室内空气中的微生物、颗粒物等使其达到无害化的技术或方法。

57. 硬式内镜（rigid endoscope） 用于疾病诊断、治疗的不可弯曲的内镜。

58. 大修（major repair） 超出设备常规维护保养范围，显著影响设备性能的维修操作。

第二章

消毒供应中心的职能范围

第一节 性质与任务

CSSD 是承担着医院所有重复使用的诊疗器械、器具和物品清洗消毒灭菌工作和无菌物品供应的部门,是依据消毒学研究并应用其方法去除和杀灭医疗器械上微生物,达到预防疾病传播,降低医院感染的专业技术工作,在医院感染的预防与控制中发挥着不可替代的作用。随着医院诊疗技术的进步,社会经济、科技的快速发展及院感意识的增强,CSSD 得到了不断的充实和发展,医院消毒、灭菌工作和技术已然成为相对独立的专业领域。近年来,大量介入性诊疗、微创手术、移植或置换等诊疗技术的普遍应用在提高医疗服务水平的同时也增加了患者发生医院感染的风险。电子、光学等技术应用于诊疗器械使其使用后的处置难度加大,对 CSSD 传统的清洗、消毒、灭菌技术提出了挑战。CSSD 自设立至今,历经发展,工作内涵不断丰富,外延不断拓展,具有明显的时代特性,新时代的各种变化使得 CSSD 的性质与任务产生了较大的变化。

一、消毒供应中心的性质

(一)功能性

CSSD 在结构上是医院建设构成不可或缺的一部分,而在功能上来说,CSSD 自带物流系统,将手术室、临床科室等部门使用后的可以重复使用的器械、器具和物品回收并作清洗、消毒、灭菌等处理后重新送至原部门。其运作效率、工作质量及对突发应急事件的处理能力是医院日常医疗活动正常开展的有效保障。

（二）服务性

不同于手术室、临床科室等一线科室直接面对患者与患者家属，CSSD 的服务对象恰恰是手术室、临床各科室，通过为其提供直接服务来满足患者就医需求。CSSD 日常工作的根本意义便是满足各科室对诊疗器械、器具和物品的不同需求，为其提供安全、专业、经济、高效的服务。

（三）专业性

2009 年行业标准的颁布与实施使得 CSSD 在建筑布局、制度流程、操作规范、质量控制等方面有了统一标准，科研学术、人才培养、学习交流等活动蓬勃兴起，CSSD 得到了空前发展。目前，CSSD 能够对不同种类、不同材质、结构精细复杂的各型器械进行清洗、消毒、灭菌操作并利用专业知识进行专业领域的学术研究。政策支持、专业特性和发展前景使得消毒供应行业已然成为独立的专业技术领域。

（四）区域性

自消毒供应行业标准及国家政策明确鼓励消毒供应的区域化建设以来，众多医疗机构 CSSD 开始了辐射周边的区域化服务的探索，第三方消毒机构也如雨后春笋般出现，到目前为止成果显著。CSSD 的区域化建设实现了区域性消毒供应医疗资源的整合与共享，节约了医疗资源，保证了医疗安全，促进了消毒供应的专业化发展，在降低整体医疗成本的同时也对生态环境起到积极的保护作用。

二、消毒供应中心的任务

（一）起步建设阶段

早年医院消毒供应室的主要任务是满足科室对玻璃注射器、针头、输液（血）器及共用的导尿包、腰穿包等的需要，专科器械种类和数量较少。手术室、急诊科、妇产科、五官科、口腔科等科室的诊疗护理器械一直由手术室和各临床科室自行负责清洗包装。对这些高度危险的特殊器械，部分医院的消毒供应室仅承担消毒灭菌工作。这种工作模式直接造成了我国消毒供应室长期以来功能与作用的缺失，清洗消毒供应工作得不到应有的重视。医院消毒供应室的房屋建筑、设备条件及人员素质等均不能适应消毒供应的工作需要，更不能满足医院正常医疗活动的需求，医疗物品清洗消毒及灭菌质量难以得到有效保证，输液反应及有创操作带来的伤口感染时有发生，甚至危及患者的生命安全。

1988年，《医院消毒供应室验收标准（试行）》（简称《验收标准》）的颁布与实施标志着我国消毒供应工作进入了基础建设阶段。在卫生行政部门的强力推动下，消毒供应室在建筑布局、人员编制、领导体制、必备条件及管理要求等五个方面均有了明显的改善与提高，消毒供应室的工作流程、操作规范、质量控制也得到了明显改善。

20世纪80年代末，随着经济的发展及民众疾病预防意识的增强，一次性医疗用品发展迅速，种类逐渐增多，应用范围逐渐普及。由于专科及手术器械分散处理的问题依然没有得到有效解决，医院消毒供应室清洗、消毒的工作量迅速下降。此时，医院消毒供应室的滞后性异常突出，也逐渐拉开了与医院整体发展的差距。

（二）质量建设阶段

随着生活水平的提高及健康观念的转变，我国人民对医疗服务的需求越来越高。2003年SARS病毒的肆虐让人们深刻地认识到传染病防治及院感管理的重要性。于是，我国2004年修行了《传染病防治法》，2006年颁布了《医院感染管理办法》。此阶段，消毒供应室的工作质量与工作任务日益受到重视。

与此同时，随着国家科学技术的迅速发展及医疗专业的分工细化，医院所用诊疗器械发生了巨大变化。20世纪60年代，诊疗器械所用的主要是耐湿、耐热的材料，结构简单，常规的清洗消毒及压力蒸汽灭菌即可满足正常的医疗需求。20世纪70~80年代，出现了不耐湿热的精密诊疗器械，消毒供应室开始用特殊的清洗及低温灭菌方法对此类器械进行有效处理。20世纪90年代至今，各种导管手术、微创手术、移植手术等大量开展，新型、高值、精密复杂的器械不断被研发并应用于手术之中，这在提高诊疗水平的同时，极大地增加消毒供应室处理此类器械的难度。消毒供应室在建筑布局、设备设施、管理方式、岗位培训、人员素质及工作模式等诸多方面均不能满足医院的正常需求。医院感染管理面临着极大的挑战。此时，消毒供应管理卫生标准的制定被提上日程，消毒供应专业亟待改变，以适应诊疗技术的发展和不断增长的院感预防与控制需求。

（三）专业发展阶段

2009年行业标准的颁布明确了医院CSSD的建设与发展应以保护人体健康、保证医疗安全为宗旨，其工作任务应与现代医院诊疗技术的发展相适应。在此背景下，各地卫生行政部门加强了对标准的培训与落实，通过医院评审开展对医院CSSD质量评价或督查；授权医院感染质控中心或组建医院消毒供应质控中心，配合行政部门组织对标准的培训、指导与检查；在标准的框架内根据医院感染防控的基本原则、结合专业发展，细化消毒供应的管理、操作规范等。与此同时，各省市卫生行政部门还加强了对CSSD的建设与质量管理，建立健全了消毒供应专业技术骨干培训系统，依据行业标准和实际工作需要，建立质量评价指标。针对基层医院面临的CSSD建设的困难与问题，开展区域化的CSSD服务。从制度建设、操作规范、流程优化、质量控制、教学培训、科研学术等诸多方面促进CSSD的全面发展，结合发达国家与地区的成功经验努力探索我国CSSD的发展之路。现在，CSSD的工作不再是仅提供重复使用诊疗器械、器具和物品的清洗、消毒、灭菌工作，而是向将医院感染、护理、消毒、机械、工程、管理等融为一体的专业特点方向发展。

第二节　医院内的功能定位

自2009年行业标准颁布实施以来，消毒供应行业获得了前所未有的发展，各级学会组织的建立、学术会议的定期举办、各级培训体系的不断完善为消毒供应行业提供了诸多交流与发展平台。与此同时，CSSD在医院内的功能得到了极大的丰富，功能定位出现了新的变化。

（一）消毒供应功能

"消毒供应"是消毒供应中心最本质最核心同时也是最具代表性的功能。这里的"消毒"与"供应"是广义的超出了其本身含义的专业性概念。"消毒"包括清洗、消毒、灭菌，即从污到洁，直至无菌状态的全过程。其中涉及影响灭菌效果的所有环节，包含清洁技术、消毒技术和灭菌技术。"供应"是指 CSSD 作为一个物流中心，根据临床各科室、手术室或其他医疗机构的需求，建立并完善起来的物流系统。在这个系统中，重复使用的诊疗器械、器具和物品由临床科室、手术室或 CSSD 等承接"消毒供应"服务的医疗机构运送至 CSSD，经清洗、消毒、灭菌处理后及时、准确、无误、高效地输送至目标单元，既能满足一般需求又能根据特殊需求提供个性化服务。

（二）感染控制功能

自 20 世纪 80 年代中期我国医院感染管理工作起步至今，医院感染控制成为医院医疗活动中的工作重点。CSSD 承担着医院所有重复使用诊疗器械、器具和物品的清洗、消毒和灭菌工作，其清洗、消毒、灭菌效果直接影响着使用者的安全。据部分发达国家统计，外科切口感染占住院患者感染总数的 14%～16%，其原因约有 20% 与器械相关。与此同时，医疗活动中高、精、尖医疗设备和技术的应用在提高医疗水平的同时，也对 CSSD 的工作提出了新的挑战，CSSD 感控工作已成为医院感染管理中的重要一环。

（三）教学培训功能

在我国，消毒供应从业人员以护理人员为主，但消毒供应自身的专业特性与护理人员最初学习的专业技能存在着根本差异，加之消毒供应专业起步晚，造成了消毒供应专业人员的缺乏。同时，消毒供应专业水平的提升、相关标准的落实、医疗安全的有效保障都仰仗于雄厚的专业人才作为专业保障。在这种背景下，从业后的教学与培训便成为获得消毒供应人才的唯一途径。自行业标准颁布实施以来，消毒供应获得了快速发展，医院内部的培训和院外培训体系的建立，使得消毒供应人才的教学与培训成为消毒供应发展的明显特征。

（四）科学研究功能

近年来，得益于我国医院整体的快速发展，各级医院各科室在科学研究领域取得了巨大进步，效果明显、业绩突出。科研学术能力成为评定一个专业水平的新标准。医疗水平与科研学术的相互作用大大促进了专业的发展和医疗水平的进步。自2009年行业标准颁布实施以来，消毒供应中心在国家政策支持、医院重视程度、建筑布局、人员编制、流程优化、质量控制、培训教育等诸多方面发生了巨大变化。紧跟医院发展步伐，科研学术能力也成为评价消毒供应中心工作业绩的指标之一，科研学术同日常消毒供应工作、感染控制、教学培训工作一道成为消毒供应中心突出的功能职责。

第三章

消毒供应中心管理模式

消毒供应中心（CSSD）合理的管理和工作模式，不仅能充分发挥消毒供应中心的职能与效应，而且还能提升工作质量，控制医院感染，保证医疗安全。重复使用的医疗器械消毒、灭菌质量不合格，是引起外源性医院感染的重要原因，医院感染是影响医疗质量的重要因素，医院感染管理是医院管理的重要组成部分。2013 年 12 月国家卫计委下发了《基层医疗机构医院感染管理基本要求》，体现了卫生行政部门对基层医疗机构医院感染管理工作的高度重视。发生医院感染不仅增加患者的痛苦，而且造成国家医药资源的浪费，严重影响医疗质量和医疗安全。医院传统的消毒、灭菌模式及管理方法缺乏专业的知识、有效的监测手段和科学的监督机制，造成临床实际运用杂乱无章、医疗器械消毒不规范。由于医疗器械品种多、分布广，性质、用途和消毒灭菌要求不同，导致影响其质量控制的因素多、难度大。为此，改变医院的传统模式势在必行。

按国家行业标准要求，医院应采取集中管理的方式，对所有需要消毒或灭菌后重复使用的诊疗器械、器具和物品由消毒供应中心负责回收、清洗、消毒、灭菌和供应。内镜、口腔器械的清洗消毒，可以依据国家相关标准进行处理，也可以集中由消毒供应中心统一清洗、消毒和（或）灭菌。CSSD 应在院领导或相关职能部门的直接领导下开展工作。医院应将 CSSD 纳入本机构的建设规划，使之与本机构的规模、任务和发展规划相适宜；应将消毒供应工作管理纳入医疗质量管理，保障医疗安全；宜将 CSSD 建设纳入本机构信息化建设规划，采用数字化信息系统对 CSSD 进行管理。

第一节 分散式管理模式

一、分散式管理的概念

消毒供应中心分散式管理是指医院需重复使用的诊疗器械、器具和物品,由临床科室及手术室用后自行清洗、打包与灭菌,或仅由 CSSD 负责灭菌的管理方式。

二、分散式管理的特点

(一)分散式管理的优点

工作量分散在各个临床科室;专科器械特殊、贵重,便于检查保养及保存,减少运输量,加快周转时间。

(二)分散式管理的弊端

1. 回收处理临床污染器械时没有专业固定场,容易造成诊疗环境的污染扩散。

2. 污染的医疗器械在临床科室自行清洗、浸泡、消毒,易造成职业暴露的危害。

3. 科室不具备专业的清洗、浸泡、消毒等设施和专业人员,消毒质量没有保障。

4. 在临床科室、手术室有限的空间内,不具备相对独立的区域,人流、物流、空气流无法控制,工作区域的温度、相对湿度、通风换气次数等无法满足相关要求,不利于医院感染的控制。

5. 占用临床工作时间,加大一线护理工作人员的工作负担。

第二节 集中管理模式

一、集中管理的概念

集中管理是 CSSD 面积满足需求,重复使用的诊疗器械、器具和物品回收至 CSSD 集中进行清洗、消毒或灭菌的管理方式;如院区分散、

CSSD 分别设置、现有 CSSD 面积受限或已在手术室设置清洗消毒区域的医院，其清洗、消毒或灭菌工作集中由 CSSD 统一管理，依据 WS310.1～WS310.3 进行规范处置的也属于集中管理。

二、集中管理的要求

（一）消毒供应中心的要求

1. 依据 WS310.1—2016《第 1 部分：管理规范》的要求，消毒供应中心应在院领导或相关职能部门的直接领导下开展工作，满足集中管理工作方式的需要，对涉及医院感染、护理、设备及后勤等相关问题，针对性地建立健全管理制度，将消毒供应中心工作管理纳入医疗质量管理，保障医疗安全。

2. 集中管理模式下消毒供应中心建设面积、设备设施、人员组织及工作质量和效率，是医院能否实现集中管理的重要指标之一，医院消毒供应中心的新建、扩建和改建，应遵循医院感染预防和控制的原则，遵守国家法律法规对医院建筑和职业防护的相关要求，并对比进行充分论证。

（二）集中管理消毒灭菌基本原则

1. 诊疗器械、器具和物品的再处理应符合使用后及时清洗、消毒、灭菌的程序及监测工作，并符合 WS310.2 和 WS310.3 的规定。

2. 进入人体无菌组织、器官、腔隙或接触人体破损的皮肤、黏膜、组织的诊疗器械、器具和物品应进行灭菌。

3. 接触人体皮肤、黏膜的诊疗器械、器具和物品应消毒。

4. 被朊病毒、气性坏疽及突发原因不明的传染病病原体污染的诊疗器械、器具和物品，应执行 WS/T367 的规定。

（三）集中管理的优点

1. 提高了护理人员的职业安全，避免了自行清洗、处理器械时的环境污染及锐器损伤。

2. 增加了护理工作投入临床的时间，提升患者满意度。

3. 专业的清洗、浸泡、消毒等设施和专业人员，能达到物品清洗的质量标准，严格的生物监测，更能确保灭菌器械的安全性。

4. 有效预防院内感染的发生和提升医疗服务质量。

5. 节约了医疗资源，在我国卫生资源还明显不足的条件下，必须提高再生物品的利用率，减少医疗资源的投入。

6. 降低患者医疗费用，集中优质设备、集中专业人才、进行专业化的操作，有效降低医院感染率；同时再生医疗物品批量集中、专业化处理，可以使单个再生医疗物品的成本降低，从而降低患者的医疗费用。专业化的操作可以提高再生医疗物品的安全性，降低患者对昂贵一次性医疗用品的依赖，从而有效降低患者医疗费用的支出。

（四）集中管理的意义

消毒供应中心集中管理模式的实施有利于专业化管理，合理地使用资源，最大限度地利用现有人力和物力资源，避免了设施、设备、空间和人员的重复利用所造成的浪费，提高了工作效率，规范了器械的处置，确保医疗器械的质量安全。这也是我国卫生行业标准倡导的管理和工作模式。

消毒供应中心集中化模式势必对质量控制、操作规范、流程优化提出更高的要求，这些能积极、有力地促进从事消毒供应的专业人员不断努力、探索本专业的发展，增加工作人员的专注度和自信心。

三、区域化集中管理

根据 WS310.1—2016《第 1 部分：管理规范》的要求，鼓励符合要求并有条件的医院的 CSSD 为附近医疗机构提供消毒供应服务。通过整合医疗资源，达到区域的资源共享，解决基层、中小型医院无菌物品供应困难，消除医院感染的安全隐患。

（一）区域化集中管理的概念

区域化集中管理模式是指卫生行政主管部门在一定区域内根据医院服务量大小，合理科学创建一个不依附医院、独立的、功能齐全的消毒供应中心，而无须在每家医院设立消毒供应室或中心。

（二）区域化集中管理的优点

1. 保证医疗安全　中小型医院不具备规范的清洗消毒、灭菌设备，自行处理的灭菌物品质量得不到保障，区域化 CSSD 专业人员管理及处理重复使用的医疗器械及物品，可保证灭菌物品的合格性和安全性。

2. 节约医疗资源　创建区域化消毒供应中心可以减少重复建设消毒供应室，整合资源，发挥设备最大效能，节省人力成本，保证器械灭菌质量。既能保证卫生资源的合理配置，又能提供专业化的消毒供应服务，从而在保证安全结果的前提下获得最优的投入产出比。

3. 降低患者医疗费用　随着现代化科学技术的发展和诊疗技术的进步，许多新仪器、新设备在消毒供应中心被广泛应用。因此对再生医疗器械的清洗、包装、消毒、灭菌也提出了更高的要求。集中优质设备、集中专业人才、进行专业化的操作，有效降低医院感染率；同时对再生医疗物品进行批量集中、专业化处理，可以使单个再生医疗物品的成本降低，从而降低患者的医疗费用。专业化的操作可以提高再生医疗物品的安全，降低患者对昂贵一次性医疗用品的依赖，有效降低患者医疗费用的支出。

4. 保护生态环境　医疗废弃物的日渐增多是造成环境污染的重要因素之一，怎样合理减少一次性医疗物的使用，正确利用再生医疗物品，发达国家也极为重视。在我国环境污染日趋严重的背景下，适当扩大再生医疗物品的使用、减少一次性医疗物资的使用尤其重要；因为很多的医疗废弃物需要几十年甚至上百年才能降解，因此建立区域化的 CSSD，提供专业的再生医疗产品可以有效减少一次性医疗废物的增加，同时区域化 CSSD 可以集中、专业的处置其产生的各种各样的化学处理剂和污染废物，使污染源相对集中处理，从而保护生态环境。

（三）区域化集中管理模式的趋势

区域性消毒中心因适应我国社会卫生资源紧缺的国情，得到了政府的支持，政府相继出台多项政策措施以鼓励创建新型消毒供应中心。2015 年 9 月召开的国务院常务会议特别提到整合共享消毒供应等资源，根据 WS310.1—2016《第 1 部分：管理规范》的要求，鼓励符合要求并有条件医院的 CSSD 为附近医疗机构提供消毒供应服务。区域化集中管理是消毒供应中心未来发展的新方向、新趋势、新模式，应及早深化管理要素的研究，为其建设及进程的继续推进做充分准备。

区域化消毒供应中心的建设是一项综合性、系统性比较强的社会工程，它涉及政治、文化、经济、法律、教育等多方面因素，需要多方合作和努力，才能促进其稳步前进，从而实现良好的社会和经济效益。

随着专业化、集中化、信息化成为消毒供应专业发展趋势，以及在医疗成本大幅度上升和社会卫生资源紧缺的情况下，在我国积极创建区域化消毒供应中心已迫在眉睫。

第四章
消毒供应中心建筑布局与设备设施

第一节 建筑布局要求

医院建筑规划是医院建设过程中一项重要的基础性工作，只有科学合理地进行总体规划，才能保证医院长期健康的发展。医院消毒供应中心是医院感染防控的重要部门，由临床科室回收到消毒供应中心的器械在由污到洁的处理过程中，存在着大量医院感染安全隐患。医院消毒供应中心规范、合理的建筑设计是减少院内感染的基础，也是保障无菌物品质量安全的重要前提。建筑布局如果不符合医院感染管理的要求，后期改建将会非常困难，因此在新建、改建与扩建时应对设计平面图进行本专业专家组预防性评审。

一、基本原则

CSSD 是对医院所有重复使用的诊疗器械、器具和物品清洗消毒、包装、灭菌及无菌物品供应的部门。医院 CSSD 的新建、扩建和改建，应遵循医院感染预防与控制的原则，遵守国家法律法规对医院建筑和职业防护的相关要求，并进行充分论证。

为保证提供安全、便捷的服务。选址时，应进行多方案的比较。总体上，CSSD 选址宜接近手术室、产房和临床科室，或与手术室有物品直接传递专用通道，不宜建在地下室或半地下室。周围环境应清洁、无污染源，避开垃圾暂存处、污水处理站、交通要道等处，形成相对独立的区域。内部通风，采光良好。建筑附近应有比较完备的公用设施，各类管线的容量负荷也需要有足够的余量以满足未来的变化。建筑面积应符合医院建设方面的有关规定，并兼顾未来发展规划的需求。

二、建筑分区

CSSD 应分为辅助区域和工作区域。辅助区域包括工作人员更衣室、值班室、办公室、休息室、卫生间等。工作区域包括去污区、检查包装及灭菌区（含独立的敷料制备或包装间）和无菌物品存放区。各区所占面积比例大致按以下比例划分：去污区占消毒供应中心总面积的30%；检查包装及灭菌区占消毒供应中心总面积的40%；无菌物品存放区占消毒供应中心总面积的20%；生活办公区占消毒供应中心总面积的10%。

工作区域的划分应遵循物品由污到洁，空气流由洁到污的基本原则；机械通风时，去污区保持相对负压，检查包装及灭菌区保持相对正压。建立安全屏障是贯穿消毒供应建设始终的设计原则，三区之间应设实际屏障。去污区与检查包装及灭菌区之间应设物品传递窗，并分设人员出入缓冲间（带）。缓冲间（带）应设洗手设施，采用非手触式水龙头开关。无菌物品存放区内不应设洗手池。

建筑材料和装饰材料应严格遵守医院建筑相关要求，不产尘、不吸尘，便于清洗、消毒、防潮、防滑、耐磨、耐腐蚀及防火原则。不应使用木材和石膏板直接做饰面。工作区域的天花板、墙壁应无裂隙，地面与墙面踢脚所有阴角均应为弧形设计以减少死角；电源插座应采用防水安全型；地面应防滑、易清洗、耐腐蚀，且应平整；地漏应采用防返溢式，下水道出口应采取防鼠措施；污水排放管道内径应大于入水管道内径，并应集中至医院污水处理系统；门窗结构宜简单，表面光滑便于擦洗，关闭后密封性要好；门的开启方向应朝向洁净度高的一面，有条件的可安装自动门，门柱子和墙的阳角应有防撞设施。压力蒸汽灭菌器与全自动清洗消毒器应采用不锈钢板等为隔断材质，加保温层，预留检修门。光源设施应足够，工作区域光源应符合国家行业标准要求（表4-1）。

表4-1 工作区域照明要求

工作面/功能	最低照度（LX）	平均照度（LX）	最高照度（LX）
普通检查	500	750	1000
精细检查	1000	1500	2000
清洗池	500	750	1000
普通工作区域	200	300	500
无菌物品存放区域	200	300	500

整个布局设计应符合消毒隔离的相关规定，工作区域温度、相对湿

度、机械通风的换气次数宜符合表 4-2 要求。

表 4-2　工作区域温度、相对湿度及机械通风换气次数要求

工作区域	温度（℃）	湿度（%）	换气次数（次/小时）
去污区	16～21	30～60	≥10
检查包装及灭菌区	20～23	30～60	≥10
无菌物品存放区	低于 24	低于 70	4～10

三、能源供给系统

消毒供应中心作为医院保障型特殊科室，其耗能较大，对供水、供电、供汽等具有较高的要求。在建设时，需充分考虑各种设备设施的能量消耗，做好能源配置。

（一）供电系统

消毒供应中心的室内供电系统主要有总配电箱、照明电（包含工作照明和消防应急照明）和动力电系统。建立 220V、380V 两路供电，电源应有接地系统。每种设备均需设置独立的电源开关，并预留一定的发展空间。电插座应考虑靠近操作台，去污区等特殊位置注意配置防水安全型的电源插座。

（二）供水系统

消毒供应中心需有自来水、热水、软水、经纯化的水供应，同时应配备水处理系统。自来水水质应符合 GB5749—2006 的规定。需保证适当的水压，水压过低影响设备的正常运行，水压过高存在安全隐患。洗涤用水应符合相关要求；终末漂洗用水的电导率应≤15μS/cm（25℃）。

（三）蒸汽系统

压力蒸汽灭菌的质量与灭菌介质即饱和蒸汽息息相关。饱和蒸汽的供给可由医院锅炉房集中供应，也可由独立的洁净蒸汽发生器或纯蒸汽发生器产生蒸汽。灭菌蒸汽用水的质量应符合相关指标（表 4-3）。若为医院集中供汽，应设单独的蒸汽管路，为保证蒸汽传输中的洁净度，建

议使用不锈钢管道。蒸汽入室后由减压系统进入灭菌器,蒸汽压力应参照设备安装说明书设置。减压系统设计及阀件安装顺序为蒸汽截止阀、蒸汽压力表、汽水分离器、蒸汽过滤器、减压阀、安全阀、蒸汽压力表、蒸汽截止阀,在蒸汽过滤器上设排出冷凝水的通路,包括蒸汽截止阀、疏水阀。如距离锅炉房太远或蒸汽含水量过多,应考虑设置汽水分离装置。蒸汽管材应选用抗压力、耐高温的不锈钢产品。蒸汽管道外应包裹保温材料,防止接触冷空气后产生较多的冷凝水而造成湿包。蒸汽管道施工时须采取防护措施,防止杂物进入管道内影响蒸汽的质量。蒸汽管道较长时,需建立蒸汽管道旁路,便于管道、阀门、灭菌器的分段维护。在灭菌器冷凝水排放管道上应留采样口,便于对蒸汽冷凝物进行采样,冷凝物各项指标应符合相关指标(表4-4)。

表4-3 压力蒸汽灭菌器供给水的质量指标

项目	指标
蒸发残留	≤10mg/L
二氧化硅(SiO_2)	≤1mg/L
铁	≤0.2mg/L
镉	≤0.005mg/L
铅	≤0.05mg/L
除铁、镉、铅以外的其他重金属	≤0.1mg/L
氯离子(Cl^-)	≤2mg/L
磷酸盐(P_2O_5)	≤0.5mg/L
电导率(25℃时)	≤5μS/cm
pH	5.0~7.5
外观	无色、洁净、无沉淀
硬度(碱性金属离子的总量)	≤0.02mmol/L

表4-4 蒸汽冷凝物的质量指标

项目	指标
二氧化硅(SiO_2)	≤0.1mg/L
铁	≤0.1mg/L
镉	≤0.005mg/L
铅	≤0.05mg/L
除铁、镉、铅以外的重金属	≤0.1mg/L

续表

项目	指标
氯离子（Cl⁻）	≤0.1mg/L
磷酸盐（P$_2$O$_5$）	≤0.1mg/L
电导率（25℃时）	≤3μS/cm
pH	5.0～7.0
外观	无色、洁净、无沉淀
硬度（碱性金属离子的总量）	≤0.02mmol/L

第二节 空气净化及采样要求

一、概述

（一）术语和定义

1. 空气净化 是降低室内空气中的微生物、颗粒物等使其达到无害化的技术或方法。

2. 自然通风 利用建筑物内外空气的密度差引起的热压或风压，促使空气流动而进行的通风换气。

3. 集中空调通风系统 为使房间或封闭空间的空气温度、相对湿度、洁净度和气流速度等参数达到设定的要求，集中处理、输送、分配的所有设备、管道及附件、仪器仪表的总和。

4. 空气净化消毒装置 去除集中空调通风系统送风中微生物、颗粒物和气态污染物的装置。

（二）空气净化方法

微生物以多种形态大量存在于自然界及各种环境中，其中病原微生物可使人体致病，危害人体健康安全。医院作为特殊公共场所，不同的部门可依据国家相关要求使用不同的空气净化方法以达到相关卫生学要求。主要有以下空气净化方法。

1. 通风

（1）自然通风：根据季节、室外风力和气温，适时进行通风。

（2）机械通风：主要是通过安装通风设备，利用风机、排风扇等运转产生的动力,使空气流动。机械通风与自然通风适用于污染源分散及室内空气污染不严重的场所。机械通风口宜远离门窗。自然通风与机械通风适用于室内空气污染较重的场所。室内排风口宜远离门,宜安置于门对侧墙面上。机械送风与机械排风适用于卫生条件要求较高的场所。根据通风的需要设定换气次数或保持室内的正压或负压。

选择通风方式应充分考虑房间的功能要求、相邻房间的卫生条件和室内外的环境因素,选择通风方式及室内的正负压;应定期对机械通风设备进行清洁。遇污染应及时清洁与消毒。

2. 集中空调通风系统　集中空调通风系统应加强卫生管理,卫生要求及检测方法应符合《公共场所集中空调通风系统卫生规范》的规定;卫生学评价应符合《公共场所集中空调通风系统卫生学评价规范》的规定;集中空调通风系统的清洗应符合《公共场所集中空调通风系统清洗规范》的规定。

3. 空气洁净技术　洁净手术部(室)和其他洁净场所的设计应遵循GB50333的要求。在维护与保养时,应定期检查空气处理机组、新风机组,保持清洁;新风机组粗效滤网宜每2d清洁一次;粗效过滤器宜1~2个月更换一次;中效过滤器宜每周检查,3个月更换一次;亚高效过滤器宜每年更换。发现污染和堵塞及时更换;末端高效过滤器宜每年检查一次,当阻力超过设计初阻力160Pa或已经使用3年以上时宜更换;排风机组中的中效过滤器宜每年更换,发现污染和堵塞及时更换;定期检查回风口过滤网,宜每周清洁一次,每年更换一次。如遇特殊污染,及时更换,并用消毒剂擦拭回风口内表面;设专门维护管理人员,遵循设备的使用说明进行保养与维护;并制订运行手册,有检查信息的记录。

4. 紫外线消毒　适用于无人状态下室内空气的消毒。紫外线灯采取悬吊式或移动式直接照射。安装时紫外线灯的强度应$\geq 1.5W/m^3$（30W紫外线灯,在1.0m处的强度$>70\mu W/cm^2$）,照射时间$\geq 30min$。

使用时应保持紫外线灯表面清洁,每周用75%~80%（体积比）乙醇棉球擦拭一次。发现灯管表面有灰尘、油污时,应及时擦拭。紫外线灯消毒室内空气时,房间内应保持清洁干燥,减少尘埃和水雾。温度$<20℃$或$>40℃$时,或相对湿度$>60%$时,应适当延长照射时间。室内有人时不应使用紫外线灯照射消毒。

5. 循环风紫外线空气消毒器　消毒器由高强度紫外线灯和过滤系

统组成，可以有效杀灭进入消毒器窄气中的微生物，并有效地滤除空气中的尘埃粒子。适用于有人状态下的室内空气消毒。

消毒器应取得卫生部消毒产品卫生许可批件，同时应遵循卫生部消毒产品卫生许可批件批准的产品使用说明，在规定的空间内正确安装使用。消毒时应关闭门窗；进风口、出风口不应有物品覆盖或遮挡；用湿布清洁机器时，须先切断电源；消毒器的检修与维护应遵循产品的使用说明。

6. 静电吸附式空气消毒器 采用静电吸附和过滤材料，消除空气中的尘埃和微生物。适用于有人状态下室内空气的净化。使用时应遵循卫生部消毒产品卫生许可批件批准的产品使用说明，在规定的空间内正确安装使用。消毒时应关闭门窗。进风口、出风口不应有物品覆盖或遮挡。消毒器的循环风量（m^3/h）应大于房间体积的 8 倍以上。消毒器应取得卫生部消毒产品卫生许可批件。消毒器的检修与维护应遵循产品的使用说明。

7. 化学消毒法

（1）超低容量喷雾法：将消毒液雾化成 20μm 以下的微小粒子，在空气中均匀喷雾，使之与空气中微生物颗粒充分接触，以杀灭空气中的微生物。适用于无人状态下的室内空气消毒。一般采用 3%过氧化氢、5000mg/L 过氧乙酸、500mg/L 二氧化氯等消毒液，按照 20~30ml/m^3 的用量加入到电动超低容量喷雾器中，接通电源，即可进行喷雾消毒。

消毒喷雾前应将室内易腐蚀的仪器设备，如监护仪、显示器等物品盖好，并关好门窗；喷雾时消毒人员应做好个人防护，佩戴防护手套、口罩，必要时戴防毒面罩，穿防护服。按先上后下、先左后右、由里向外、先表面后空间，循序渐进的顺序依次均匀喷雾。作用时间：过氧化氢、二氧化氯为 30~60min，过氧乙酸为 1h。消毒完毕，打开门窗彻底通风。

（2）熏蒸法：利用化学消毒剂具有的挥发性，在一定空间内通过加热或其他方法使其挥发达到空气消毒。适用于无人状态下的室内空气消毒。

采用 0.5%~1.0%（5000~10 000mg/L）过氧乙酸水溶液（1g/m^3）或二氧化氯（10~20mg/m^3），加热蒸发或加激活剂；或采用臭氧（20mg/m^3）熏蒸消毒。消毒剂用量、消毒时间、操作方法和注意事项等应遵循产品的使用说明。消毒前应关闭门窗，消毒完毕，打开门窗彻底通风。消毒时房间的温度和相对湿度应适宜。盛放消毒液的容器应耐腐蚀，大小适宜。

二、空气净化管理及采样要求

（一）管理要求

空气净化管理是利用空气净化技术对室内空气进行整治，常由空气净化系统和空气调节系统组成。它是通过设计多级空气过滤系统，最大限度地清除空气中悬浮微粒及微生物，同时由空气调节系统控制气流和压差，从而达到净化标准。医院在空气净化管理方面有以下相关要求。

1. 医院应根据空气净化与消毒相关法律、法规和标准的规定，结合医院实际情况，制订相应的空气净化管理制度，并组织实施。

2. 医院应对空气净化与消毒设施的使用和管理人员、医务人员进行空气净化与消毒相关法律、法规和标准等知识的培训，明确各自的职责和任务，确保空气净化设施的正常运行。

3. 医院应根据临床科室的感染风险评估，采取适宜的空气净化措施，使其室内空气质量符合国家相应标准的要求。

4. 医院应对全院有关临床科室的空气质量进行检查和指导。

（二）采样要求

消毒供应中心根据空气净化与消毒相关法律、法规和标准的规定，结合医院实际情况，可采取下列空气净化方法：①通风；②集中空调通风系统；③循环风紫外线空气消毒器或静电吸附式空气消毒器或其他获得卫生部消毒产品卫生许可批件的空气消毒器；④紫外线灯照射消毒；⑤化学消毒；⑥能使消毒后空气中的细菌总数符合相关规定、获得卫生部消毒产品卫生许可批件的其他空气消毒产品。去污区与其他工作区域的回风系统必须分开，低温灭菌间只进风不回风，直接独立排至室外。

消毒供应中心的检查包装及灭菌区和无菌物品存放区属于Ⅲ类环境，根据《医院消毒卫生标准》相关要求，此类区域空气平均菌落数应≤4.0CFU/皿（5min），物体表面平均菌落数应≤10.0CFU/cm^2。医院感染管理科部门按照要求应对感染高风险部门每季度进行监测。针对Ⅲ类环境的空气微生物污染检查方法，应在进行环境消毒或规定的通风换气后与从事医疗活动前采样。环境采用平板暴露法。室内面积≤30m²，设内、中、外对角线3点，内、外点应在距墙壁1m处；室内面积>30m²，设4角及中央5点，4角的布点部位应在距墙壁1m处。将普通营养琼脂平皿（ϕ90mm）放置各采样点，采样高度为距地面0.8~1.5m，采样时将平皿盖打开，扣放于平皿旁，暴露规定时间（Ⅲ类环境：5min）后盖上平皿盖及时送检。

第三节 设备设施及耗材要求

合理的设备设施配置和规范的使用是消毒供应中心正常运转的先决条件，应根据医院的规模、任务和实际工作需求在各区配备完善适宜的设备设施，并制订相应的设备管理制度和操作手册，规范管理，保证各项工作的正常运行。

一、去污区设备设施

去污区是集中处理污染物品的区域，应合理配置清洗消毒设备设施。主要应配有机械清洗消毒设备、封闭式污物回收工具、分类台、手工清洗池、压力水枪（需配备各种型号的接头）、压力气枪（需配备各种型号的接头）、超声清洗装置、干燥设备、水处理设备、空气消毒器、洗眼装置及相应清洗防护用品。

（一）单舱清洗消毒设备

单舱清洗机主要是通过集成电路对阀门开合的逻辑程序，达到清洗所需要的条件。即进水清洗，进蒸汽加热，使水温达到消毒温度水平，通过控制循环泵的转速度控制，使舱内水高速成一定角度的全面冲刷，使清洗件表面不溶性污物分散于清洗液中，再通过试剂泵辅助润滑，最后完成电热管和风机的干燥，从而达到清洗件净化的目的。

1. 操作程序

（1）日常开机：开机前先检查试剂量和介质状况，开启电源。

（2）设备自检通过后，可进入工作状态，等待操作。

（3）开启装载侧门，将待清洗的器械放入托盘后置于清洗层架内，并将清洗层架平稳推入清洗舱内，关闭装载侧门。

（4）选择相应程序。

（5）启动程序。

（6）程序结束后，设备有提示音，此时可在卸载侧开门，将层架平稳去除后关门。

2. 日常维护与保养

（1）每天最后一次周期结束后，先让机器冷却，然后清洗内舱底部过滤器。

（2）每周应清洁清洗柜的外部和清洗舱的内部，应避免使用摩擦性清洗用具。

（3）清洁清洗舱的旋转式喷杆及配件上的旋转式喷杆。

3. 注意事项

（1）禁止在周期进行过程中打开柜门。

（2）清洗结束后，应等到水流停止后再打开舱门，以防热水、蒸汽喷出导致烫伤。

（3）放置洗涤物时，应注意不得妨碍清洗臂转动。

（4）放置清洗架时，请务必将每个多层架正确接在机柜旋转喷头上，防止对机器造成损害或不能有效清洗装载物。

（5）停电时，自动门由于重力作用慢慢下降。应远离门旁以免导致人身伤亡。

（6）合理选择清洗剂和除垢产品，以免对不锈钢造成损害。

（二）多舱清洗消毒设备

多舱清洗消毒设备把清洗的预洗、主洗、超声、漂洗、干燥分为多舱，通过对阀门开合，达到清洗所需要的条件，即进水清洗，进蒸汽加热，然后通过CPU控制的逻辑程序和对循环泵的控制，使舱内水高速成一定角度的全面冲刷，使清洗件表面不溶性污物分散于清洗液中，再通过试剂泵辅助润滑，最后完成电热管和风机的干燥，从而达到清洗件净化的目的。

1. 操作程序

（1）检查设备电源供电开关是否开启，设备所需的水阀、气阀是否打开，压力是否正常。

（2）检查设备总电源开关位置是否开启。

（3）打开设备维修，检查每部分舱体，并对预洗舱、清洗舱、漂洗舱的滤网清洗后关上维修门。

（4）检查打印机的纸是否用完或需要更换。

（5）检查清洗剂和润滑油是否需要添加。

（6）检查卸载台上是否清空。

（7）检查设备两边的红色紧急按钮是否被按下，若按下了需拔出。

2. 日常维护与保养

（1）每天最后一次周期结束后，先让机器冷却，然后清洗内舱底部过滤器。

（2）每周应清洁清洗柜的外部和清洗舱的内部，应避免使用摩擦性清洗用具。

（3）清洁清洗舱的旋转式喷杆及配件上的旋转式喷杆。

3. 注意事项

（1）装筐需放置正确位置，即放置轨道位置上方，筐内物品不应该有伸出筐体外的部分，以免清洗时卡在舱体内。

（2）挂有标记牌的筐体必须严格装对应的物品，不可混合装筐，保证筐内无棉签等漂浮污物。

（3）清洗过程中保证卸载台面无异物阻挡。

（4）禁止在周期进行过程中打开柜门。

（5）清洗结束后，应等到水流停止后再打开舱门。以防热水、蒸汽喷出导致烫伤。

（6）放置洗涤物时，应注意不得妨碍洗涤臂转动。

（7）放置清洗架时，请务必将每个多层架正确接在机柜旋转喷头上，防止对机器造成损害或不能有效清洗装载物。

（8）合理选择清洗剂和除垢产品，以免对不锈钢造成损害。

（三）超声清洗机

超声清洗机是由超声波发生器和超声波换能清洗槽组成。超声波发生器发出高频振荡信号，通过换能器转换成高频机械振荡而传播到介质中，清洗溶剂中超声波在清洗液中疏密相间地向前辐射，使液体流动而产生数以万计的微小气泡。存在于液体中的微小气泡在声场的作用下振动，当声压达到一定值时，气泡迅速增大，然后突然闭合，在气泡闭合时产生冲击波，在其周围产生上千个大气压，破坏不溶性污物而使他们分散于清洗液中，当团体粒子被油污裹着而黏附在清洗件表面时，油被乳化，固体粒子脱离，从而达到净化清洗件的目的。

1. 操作程序

（1）选择清洗溶液。
（2）将适量清洗剂放入水箱中至一定操作水平线。
（3）将清洗机插头插入接地插座。
（4）打开电源，清洗机自检后，设置除气时间。
（5）按下"开/关"按钮，启动除气程序。
（6）完成排气之后，准备设置操作参数。
（7）将需要清洁的物品放入有孔盘。
（8）慢慢地将有孔盘降低至水箱中。
（9）按下"开/关"按钮，激活超声波。

2. 注意事项

（1）清洗时应盖好超声清洗机盖子，防止产生气溶胶。
（2）在注满或倒空水箱之前，请关掉电源。
（3）随时将控制面板和水箱周围的溶液擦干净，避免人员损伤。
（4）当机器在运行时，不能将手伸进水箱里。
（5）随时保持溶液在操作水位线以上，否则将导致清洗机无法工作。
（6）勿将清洗物品直接放置于水箱底部，以免影响超声效果及损坏传感器。

（四）水处理系统

水处理设备通常包括三部分，即预处理系统、反渗透脱盐系统和供水系统。预处理系统包括原水箱、原水泵、多介质过滤器、活性炭过滤器、树脂软化器等，用于去除水中的悬浮物、胶体及降低原水的硬度等，为后续的脱盐处理提供条件。反渗透脱盐系统包括 5μm 保安过滤器、pH 调节装置、一级高压泵、二级高压泵、一级反渗透膜组、二级反渗透膜组、中间水箱等，能脱除水中 99.5%以上的盐分，产出符合要求经纯化的水，保障洗涤用水的需求。供水部分包括纯水输送泵、软化水输送水泵、除盐水箱、压力控制器取水点、恒压罐等，作为供水系统其主要作用是保障每个取水点能正常取水，并且有稳定的水压。

1. 操作程序

（1）打开排气窗。

（2）确认原水供水水阀处于打开位置；确认电阀处于接通状态。

（3）确认主机控制面板上的系统启动处于自动位置。

（4）检查 pH 调节药箱，如果液面低于总高度的 1/5（标志线），则加入纯水注满药箱，并加入一定量氢氧化钠，搅匀。

（5）软水再生当日向盐桶加入工业盐，并搅匀，直至饱和。

（6）测试软水情况。

（7）纯水系统开始运行后，观察"一级纯水流量、一级浓水流量、一级进水压力、一级工作压力、二级纯水流量、二级浓水流量、二级进水压力、二级工作压力"是否在正常范围，并记录相关数据。

（8）擦干机器（尤其是电气设备和元件）上的水迹。

2. 注意事项

（1）测试软水：如水质不合格时，观察软水器顶部的控制头是否处于即将再生的时间段，如不是，则应手动再生，并重新设置自动再生时间。

（2）观察全套机器，是否有地方漏水，擦干机器（尤其是电气设备和元件）上的汽水水迹。

（3）软化器的再生，为了保证设备的正常运行和出水水质稳定，每天下班后不要关闭系统的水、电，不然就会错过软水器树脂再生，如果遇停水、停电，则水电恢复后须重新设置自动控制阀。

（4）无论任何时候，都不要将浓水调节阀门完全关闭，否则会使系统压力突然升高，造成设备的损坏或危及操作者的安全。

（5）过滤器滤芯应经常清洗，视原水水质情况每两周清洗一次。

（6）如清洗后仍达不到指标，则应更换，原则上要 3~6 个月更换一次。

（五）干燥柜

用于耐热材质的器械包括手术器械、内镜活检钳、注射针头、各式大小注射器、玻璃、换药碗、各种盘子、呼吸机、麻醉管路等。金属类物品的干燥温度是 70~90℃，塑料类物品的干燥温度是 65~75℃。

1. 操作程序

（1）打开电源开关。

（2）打开干燥柜门，将需要烘干的物品放入干燥柜内层架上。

（3）选择相应物品的干燥程序，特殊材质物品的干燥程序设置请参照仪器使用说明书。

（4）当烘干程序完毕后，操作人员应戴隔热手套卸载物品。

（5）关闭电源开关，关闭机器。

2. 干燥柜装载要求

（1）器械放置在网篮中干燥，不要堆积，保持一定的空隙，利于干燥。

（2）管腔类器械，如呼吸管道等应使用专用管腔干燥架，悬垂在干燥柜内，使器械表面和内部彻底干燥。

（3）金属类器械和橡胶、塑料类器械所需干燥温度、时间不同，因此不宜置于同一批次装载。

3. 注意事项

（1）保证电源正确供应及连接。

（2）请勿放置易燃易爆物品于柜内。

（3）开门时小心被烫伤。

（4）柜内物品放置切勿过挤，隔板上物品切勿放置过重。

二、检查包装及灭菌区设备设施

检查包装及灭菌区是对清洗消毒后的物品进行检查包装的区域，该区域应配备带光源放大镜的器械检查台、包装台、器械柜、敷料柜、包装材料切割机、医用热封机、清洁物品装载设备及高低温灭菌设备等。

（一）封口机

一般分为脉冲型和连续型。利用包装袋塑料面两层复合材料之间的熔点不同，在进行热封时，外层的塑料面不产生熔化，内层产生熔化，从而将外层塑料面和纸面产生封闭效果，实现封口。

1. 操作程序

（1）插入纸塑包装后，打开传送开关。

（2）运送纸塑包装，密封接缝处区域加热到上和下加热冲模的设置密封温度。

（3）热的接缝通过密封滚轮密封压在一起。

（4）激活打印操作，激活的打印数据打印在密封的包装上。

2. 注意事项

（1）禁止由未经过培训的人员安装或操作。

（2）不使用装置时，关闭装置或者断开电缆。

（3）禁止在爆炸危险区域安装或操作机器。

（4）仅允许使用带有保护性地线的电源插座。

（二）压力蒸汽灭菌器

压力蒸汽灭菌器根据排放冷空气的方式和程度不同，可分为下排气式压力蒸汽灭菌器和预真空式压力蒸汽灭菌器。下排气式压力蒸汽灭菌器利用重力置换原理，使热蒸汽在灭菌器中从上到下流动，将冷空气由下排气孔排出，排出的冷空气由饱和蒸汽取代，利用蒸汽释放的潜热使物品达到灭菌。预真空式压力蒸汽灭菌器利用机械抽真空的方法，使灭菌柜室内形成负压，蒸汽得以迅速穿透到物品内部进行灭菌。蒸汽压力达到要求，开始灭菌，到达灭菌时间后，抽真空使灭菌物品迅速干燥。

1. 操作程序

（1）检查舱内及灭菌器排水管滤网是否干净，将过滤网放置到位。

（2）检查水、气压表压力，打开电源开关检查夹层压力。

（3）预真空（脉动）每天第一次运行时，需做B-D测试，合格后方可进行灭菌程序。

（4）将待灭菌物品按规范要求放入灭菌柜室内，关闭舱门。

（5）根据不同灭菌物品种类选择灭菌程序。

（6）灭菌周期结束，灭菌器发出鸣叫，待灭菌器、搁板、装载车冷却后进行操作，或戴上防护手套，以防烫伤。

（7）打开舱门，移出灭菌物品，检查是否合格。

（8）灭菌周期结束后，应关闭电源开关、蒸汽阀门；清洗排水管的滤网。

2. 注意事项

（1）装载物品时不宜过紧，各包裹间要留有间隙，使蒸汽能对流，易渗透到包裹中央。

（2）应尽量将同类物品放在一起灭菌；纺织类物品应放在上层，金属器械类放置于下层。

（3）器械包重量不宜超过 7kg，敷料包不宜超过 5kg；下排气压力蒸汽灭菌器不宜超过 30cm×30cm×25cm，预真空压力蒸汽灭菌器不宜超过 30cm×30cm×50cm。

（三）环氧乙烷灭菌器

环氧乙烷灭菌器主要是通过真空状态下环氧乙烷气体对微生物的蛋白质、DNA 和 RNA 发生非特异性的烷基化作用，使其正常的生化反应和新陈代谢受阻，从而起到杀灭微生物的作用。其主要可用于不耐热、不耐湿的物品灭菌，如关节镜、气管镜、膀胱镜、胃镜、肠镜、膈镜、检眼镜、耳镜、咽镜、直肠镜、胸腔、尿道镜、前列腺切除器、麻醉设备、人工肾、透热设备、电线、表头、心肺机、呼吸治疗设备、血透机、电钻、电烧器、电刀笔、牙钻、显微手术器械、神经刺激器、压力计、外科手术器械、骨钻、针头、人工关节、导管、扩张器、起搏器、心瓣膜、喷雾器、培养皿、注射器等，不能用于食品、液体、油脂类和粉剂类的灭菌。

1. 操作程序　全自动灭菌过程。从按下开始键起，灭菌器将完成温度控制、湿度控制、真空、气体释放、气体排放、残余气体通气清除的全部过程。

（1）打开空压机电源，启动空压机。确认压缩空气管路末端压力表读数，当灭菌器压力不足时，应打开灭菌器电源开关；如果使用中央供气压缩空气可直接观察压力表是否达到所需压力值。

（2）手动排放各级空气过滤器内的水和油。

（3）检查蒸馏水箱内蒸馏水是否充足；门缝是否平整、完好，密封圈有无脱出和破损。

（4）确认该批次待灭菌物品的灭菌温度是否选择正确。

（5）根据待灭菌物品材质的特殊性，合理选择相应的灭菌温度。

（6）在灭菌器侧方凹槽处安装并查看环氧乙烷气罐的使用情况，即失效期、重量，正确判断其使用有效性。

（7）再次检查待灭菌包是否符合装载要求，将装载完的物品推送至灭菌器舱内，关闭舱门。按下开始键，灭菌器自动进入灭菌过程。

2. 注意事项

（1）液体、油剂、粉剂和具有潜在易燃性的物品均不能采用此灭菌方式，因为环氧乙烷遇水后会形成有毒的乙二醇，所以也不能用于食品的灭菌。

（2）灭菌器周围禁止有火源，因环氧乙烷是易燃易爆的有毒气体，在 4℃时相对密度为 $0.884g/cm^3$，当达到沸点 10.8℃时，相对密度为 $1.52g/cm^3$，故而在室温条件下，极易挥发成气体，当浓度过高时可引起爆炸。

（3）待灭菌物品需去除水滴并烘干。

（4）物品间应留有空隙，纸塑包装袋纸塑同方向。

（5）安装气罐时应检查卡槽内有无异物，气罐是否通畅无堵塞。

（6）消毒人员应在环氧乙烷灭菌过程中随时观察灭菌器的运行状态并记录。

3. 环氧乙烷的排放要求　医院环氧乙烷的排放首选向大气中排放，安装时的要求：必须有专门的排气管道系统，排气管材料必须为环氧乙烷不能通透的材料如铜管等；距排气口 7.6m 范围内不得有任何易燃物和建筑物的入风口如门或窗；若排气管的垂直部分长度超过 3m 时必须加装集水器，勿使排气管有凹陷、回圈，以免造成水汽积聚或冬季时结冰而阻塞管道；排气管应导至室外，并于出口处反转向下，以防止水汽留在管壁或造成管壁阻塞；安装时必须请专业的安装工程师按生产厂商的要求进行安装。如环氧乙烷向水中排放，整个排放系统（管道、水槽等）必须密封，否则大量带热的环氧乙烷会由水中溢出，污染周围的工作环境。

（四）低温过氧化氢等离子体灭菌器

过氧化氢等离子体灭菌技术又称气浆灭菌，其灭菌原理是过氧化氢在高频电场作用下高度电离形成离子体（气浆）后产生三重作用来杀灭微生物，即活性基团作用（使微生物体内蛋白质和核酸物质反应后死亡）、高速粒子击穿作用（使微生物菌体被击穿死亡）和紫外线作用（杀灭微生物）。

1. 操作程序

（1）电气检查。

（2）过氧化氢卡匣或罐装液体检查。

（3）灭菌舱清洁度或排水的检查，对于含有真空排水泵的灭菌器，应先进行排水检查。

（4）灭菌器打印功能的检查。

（5）确认该批次待灭菌物品能否选择过氧化氢低温等离子灭菌，待灭菌物品包装材料是否与过氧化氢低温等离子体兼容。

（6）灭菌器接上电源并打开舱门，进入待机模式。

（7）确认物品是否充分干燥。

（8）将待灭菌物品规范放置于器械专用篮筐内或锅架上；规范装载，不同材质的待灭菌物品须混放于同一批次灭菌器内进行灭菌。

（9）检查卡匣外包装上的化学指示条的变色情况。查看卡匣批号效期、有无泄漏，插入卡匣。

（10）将装载完的物品推送至灭菌器舱内，关闭舱门，按下开始键，选择相应程序，灭菌器则进入灭菌过程。

2. 注意事项

（1）应采用特卫强专用灭菌袋和无纺布作为包装材料，按照要求规范包装。

（2）待灭菌物品不得超出器械架范围，且不能碰触舱门、舱底部、等离子电极网，勿遮挡过氧化氢监测灯。

（3）应将不同材质待灭菌物品混合放置于同一批次灭菌舱内。

（4）器械盒应平放于灭菌架上，不得重叠，保证各物品间留有缝隙，便于过氧化氢低温等离子的均匀扩散注入。

（5）禁止用物品或外力强压舱门。

（6）应严格检查待灭菌物品是否与灭菌器兼容，因不同厂家不同型号的灭菌器对管腔器械的要求均有所差异，如有管腔器械还应对管腔器械材质、管径及长度进行判断，以符合低温过氧化氢等离子体灭菌器要求。

（五）干热灭菌器

高温干热对微生物有氧化作用。干热灭菌器主要是通过氧化作用破坏细胞原生质，使微生物死亡，在一定的加热时间内可杀死一切微生物。该法适用于耐高温的玻璃和金属制品及不允许湿热气体穿透的油脂（如油性软膏剂、注射用油等）和耐高温的粉末化学药品的灭菌。在干热状态下，由于热穿透力较差，微生物的耐热性较强，所以必须长时间受高温的作用才能达到灭菌的目的。

1. 操作程序

（1）把要灭菌的物品放在箱内，要留有空隙，勿使物品接触灭菌器四壁，关闭箱门。

（2）接通电源，把位于箱顶的通气孔适当打开，使箱内湿空气能逸出，至箱内温度达到100℃时关闭。

（3）调节温度控制器旋钮，直至箱内温度达到所需要温度的位置，观察温度是否恒定，若不稳定，再行调节，稳定后不可在拨动调节旋钮和通气孔。

（4）灭菌结束后切断电源，待箱内温度降至40℃时，方可取物，并做好相关记录。

2. 注意事项

（1）确认待灭菌物品是否属于干热灭菌的范围。待灭菌物品干热灭菌前应洗净，玻璃器皿灭菌前应洗净并干燥，防止造成灭菌失败或污物炭化。

（2）待灭菌物品的包装应符合要求：体积不应超过 10cm×10cm×20cm，油剂、粉剂的厚度不应超过 0.6cm，凡士林纱布条厚度不应超过 1.3cm。

（3）将待灭菌的物品摆放在干热灭菌器柜内的搁物架上，包与包之间应有间隙，不得重叠，物品装载量不应超过灭菌舱体的2/3，才能保证冷空气对流，达到灭菌效果。

（4）设置灭菌温度应充分考虑灭菌物品对温度的耐受力，灭菌有机物品或纸质包装物品时，温度应≤170℃，以免引起焦化着火。

三、无菌物品存放区设备设施

无菌物品存放区主要涉及灭菌后物品的暂时储存和运送发放，主要设施包括无菌物品卸载设备、存放设施及运送器具等。无菌物品的卸载及转运车作为无菌物品转运工具，配置时需根据医院实际情况，定制相应的尺寸及规格。无菌物品储存架不宜使用全封闭式，宜配置开放式储存架。

四、常用耗材

（一）清洗耗材要求

1. 医用清洗剂　应符合国家相关标准和规定。根据器械的材质、污染物种类，选择适宜的清洗剂，使用时要遵循厂家产品说明书。

2. 碱性清洁剂　pH＞7.5，对各种有机物有较好的去除作用，对金属腐蚀性小，不会加快返锈的现象。

3. 中性清洁剂　pH6.5～7.5，对金属无腐蚀。

4. 酸性清洁剂　pH＜6.5，对无机固体粒子有较好的溶解去除作用，对金属物品的腐蚀性小。

5. 酶清洗剂　含酶的清洗剂，有较强的去污能力，能快速分解蛋白质等多种有机污染物。

6. 消毒剂　应符合国家相关标准和规定，并对器械腐蚀性较低。

7. 医用润滑剂　应为水溶性，与人体组织有较好的相容性。不应影响灭菌介质的穿透性和器械的机械性能。

（二）包装耗材要求

1. 最终灭菌医疗器械包装材料应符合 GB/T19633 的要求。皱纹纸、无纺布、纺织品还应符合 YY/T0698.2 的要求；纸袋还应符合 YY/T0698.4 的要求；纸塑袋还应符合 YY/T0698.5 的要求；硬质容器还应符合 YY/T0698.8 的要求。

2. 普通棉布应为非漂白织物，除四边外不应有缝线，不应缝补；初次使用前应高温洗涤，脱脂去浆。

3. 开放式储槽不应用作无菌物品的最终灭菌包装材料。

（三）消毒灭菌监测耗材要求

消毒灭菌监测耗材应符合国家相关标准和规定，并在有效期内使用。自制测试标准包应符合 WS/T367 的相关要求。

（四）水与蒸汽质量要求

1. 清洗用水　应有自来水、热水、软水、纯化水供应。自来水水质应符合 GB5749 的规定；终末漂洗用水的电导率≤15μS/cm（25℃）。

2. 灭菌蒸汽供给水的质量指标和蒸汽冷凝物的质量指标应符合行业标准要求。

第五章

消毒供应中心的组织管理

CSSD 的组织管理是消毒供应中心的软件部分,是中心顺利高效运转、高质量完成工作任务的组织保证。消毒供应中心的组织管理通过有条不紊地将工作人员进行有机的组合,设置工作岗位、确立工作内容、明确责权关系,有效地协调组织内部的各种资源,使组织成员相互配合、协同工作,提高中心整体工作效率,从而实现组织目标。

第一节 组 织 架 构

一、组织架构的重要性

组织架构是组织的框架结构,体现组织内各部门的相互关系,精干、优化的组织架构能提升管理效能、实现科学管理。消毒供应中心是为医院提供消毒灭菌服务和再生医疗物品的重要部门,合理的组织架构有利于权责分明、协调合作,从而高效地达成目标、管控风险。中心应当按照医院规模、服务范围、工作量、工作任务及未来发展的战略目标确立组织架构,由医院主管领导或相应业务副院长分管,建制设为科级。中心作为一个独立的科室,应设科护士长岗位,总负责整个中心工作,并由护理部直接领导,在相关职能部门的指导和监督下开展工作。消毒供应中心内部常规设立各工作区域组长,根据需求设置质控人员设备维护员、库房管理人员和教学培训员等管理岗位(图 5-1)。

二、各部门相关职责

(一)主管部门的职责

1. 会同相关部门制订落实消毒供应中心集中管理的方案与计划,确保所有重复使用的诊疗器械、器具和物品回收至消毒供应中心集中进行清洗、消毒或灭菌。如果院区分散或现有消毒供应中心面积受限，消毒供应中心应分别设置。已在手术室设置清洗消毒区域的医院，其清洗、消毒或灭菌工作集中由消毒供应中心统一管理，以保证符合国家行业要求，同时还要研究、解决实施中的问题。

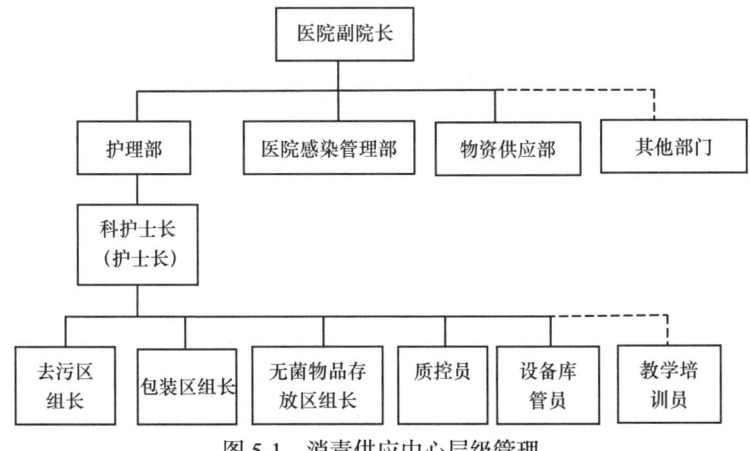

图 5-1　消毒供应中心层级管理

2. 联合人事管理部门，根据消毒供应中心的工作量合理配备工作人员，包括护士、消毒员及其他工作人员，比例应满足工作及人力成本需求。

3. 主管部门还应负责消毒供应中心清洗、消毒、包装、灭菌等工作的质量管理，制订质量标准，并进行检查与评价。

4. 建立并落实对消毒供应中心人员的岗位培训制度；将消毒供应专业知识、医院感染相关预防与控制知识及相关的法律、法规纳入消毒供应中心人员的继续教育计划，并为其学习、交流创造条件。

（二）护理部、医院感染管理部、设备及后勤管理部等部门的职责

1. 对消毒供应清洗、消毒、灭菌工作和质量监测进行指导和监督，定期进行检查与评价。

2. 发生可疑医疗器械所致的医源性感染时，组织、协调消毒供应中心和相关部门进行调查分析，提出改进措施。

3. 对消毒供应中心新建、改建与扩建的设计方案进行卫生学审议；对清洗消毒与灭菌设备的配置与性能要求提出意见。

4. 负责设备购置的审核（合格证、技术参数等）；建立对厂家设备安装、检修的质量审核、验收制度；专人负责消毒供应中心设备的维护和定期检修，并建立设备档案。

5. 保证消毒供应中心的水、电、压缩空气及蒸汽供给和质量，定期进行设施、管道的维护和检修。

6. 定期对消毒供应中心所使用的各类数字仪表如压力表、温度表等进行校验，并记录备案。

第二节 人员配置及岗位设置

人员的合理配置应根据医院规模、消毒供应中心的工作量、是否承担区域化消毒供应任务，以及岗位需求等方面科学合理地进行，岗位人员包括护士、消毒员、工人等其他工作人员。随着科学的发展、手术方式的不断改变、手术器械的不断推新，消毒供应专业也正飞速发展与进步，因此，在人员配置上管理者应从多方面考虑人员的配置结构以满足需求。

一、人力资源合理配置

（一）人力资源规划

1. 人力配置　消毒供应中心人力配置与医院规模密切相关，应综合医院自身规模、管理模式、工作范围及工作量等因素来综合规划人力。

如果人员工作运行时间超过 8h 以上，人力配置数量应增加；接收 24h 的手术室器械处理工作时，人员数量应增加。同时，还应对各层级人员专科理论知识及技能等进行系统化的培训及考核，合格者再聘用上岗，以满足集中式管理的工作方式，确保医疗质量安全。

2. 人力知识层次　人员的知识层次结构应满足需求。管理型人才应具备本科或本科以上学历，学科理论知识扎实、知识面广，具有丰富的管理经验和管理技术。技术型人才应具备消毒供应专业的理论知识，且操作技能熟练。消毒员应具备消毒隔离的基础知识，熟悉设备操作流程。

3. 人员基本条件　护士应具备护士执业资格证书。消毒灭菌员必须经过专门指定的部门培训，取得《中华人民共和国锅炉压力容器压力管道特种设备操作人员资格证》，并接受相关专业知识和技能的培训，掌握高低温灭菌器的操作、待灭菌物品的装载、灭菌、收送等相关知识和技能，考试合格后方可上岗。其他工勤人员应选用大专及大专以上学历的人员。

科室针对各层级人员制订各项任职条件，建立并完善岗位职责内容，细化评分方法及评判标准，定期考核员工岗位胜任情况，并依照评分准则和岗位风险高低决定奖酬金分配系数等。

4. 人员发展规划　医院CSSD是医疗、护理和大型消毒设备仪器的使用与维护等多专业集中的科室，涉及各种专业基础理论、知识、技能，对管理者及工作人员而言，会面对许多不熟悉的专业领域。因此，需要建立系统的、渐进的学习培训机制，制订员工学习发展规划并确定培养目标。其主要负责根据管理者、护士、消毒员、工人的特点，分析及评估其各自岗位培训需求、选择培训方法、制订培训规划、预算培训经费，同时负责新进人员培训、课程设置、培训效果评估的方法、撰写培训评估报告。通过这种有效的培训机制实现每个工作人员职业生涯发展规划，有效地激发工作人员的主动性和创造性，促进CSSD专业的发展。

（二）人力资源合理使用

为落实责任、便于管理，根据科室工作特点，CSSD除行政排班外，也可变为连续排班或弹性排班，分层级管理，细化分工。

所有护士则采取岗位轮转方式，这样不仅能提高自身业务水平，还可通过崭新的视角发现工作中的问题，提出改进方案。灭菌员及其他工作人员则由轮值改为分区域定员定岗，岗位相对固定，有利于提高个体劳动熟练程度，激发其创造力和潜能，促进区域内工作人员的团结协作精神。同时，工作量与绩效挂钩，最大限度地发挥人的主观能动作用。

1. 人员合理使用

（1）能级对应：CSSD岗位有层级和种类之分，在不同的工作岗位，需要人员具有不同的能级水平。而工作人员的能力和水平有所差异，如护士与普通工人，受教育程度不同也影响其接受培训的效果和工作质量。因此，管理者在配备三个区域的岗位人员时，应了解工作人员的能力水平，安排与之能力水平相应的岗位。也就是说每一个人所具有的能级水平与要求其完成的工作任务相吻合，让每个岗位的年龄结构、知识结构、体能结构都与其员工分配符合，使经验丰富、技术水平高的老职工与精力充沛、体格健壮的年轻职工之间形成一种互补效应，做到能级对应，利于科室整体功能强化，以确保能高效率地完成 CSSD 的各项既定目标。

（2）优势定位：优势定位主要是指管理者用人时要考虑如何充分发挥每个人的长处，使之与本 CSSD 的管理目标与专业发展的优势形成互补，同时形成专业发展和个人成长相互促进的良好的文化氛围。

工作人员能正确评估自身的劣势和优势所在，可根据各岗位的要求，结合优势，选择最有利于展现优势的岗位。而作为管理者也应根据个体优势，分配岗位；同时可根据本专业发展的方向，有意识地培养和用人，创造良好的实践环境。

（3）动态调节：CSSD 人员在不同岗位上有计划地轮岗或承担不同的工作职责，不断有新的尝试和锻炼，这有利于专业人才的成长。这也使能级对应、优势定位在不断调整的动态过程中能够得以很好的实现。

岗位要求是在不断变化的，人对岗位的适应也有一个实践与认识的过程，在这个过程中，有各种原因会使能级不对应，管理者的动态调控就显得极为重要。当工作人员或岗位要求发生变化的时候，需要适时地对人员配置进行调整，始终保持合适的人在合适的工作岗位上。

2. 合理排班　排班原则应遵循以临床为中心，以提高工作质量和效果、降低人力成本为目的，尽量满足工作人员的合理要求。

（1）连续性排班：由于临床工作的不间断性，CSSD 实行全年不间断的排班原则。应根据医院无菌物品需要量进行排班，如遇节假日前后、夜间、中午等时段，CSSD 要及时与临床沟通，了解器械使用的规律，使人力的配置能满足上述时间段的需要。

（2）弹性排班：根据工作量随时增减当班人数。随时进行弹性调配，保持各班工作量基本均衡，人员调配合理，最大限度地满足临床和手术需要，保证工作质量和效率。

3. 人员紧急调动方案

（1）报告制度：凡遇到突发事件，需要大量增加无菌物品，当班人员无法解决时应及时向护士长报告，护士长必须启动紧急调动方案，并同时报告护理部，实行层级汇报制。

（2）凡遇到突发公共卫生事件、大型医疗抢救、特殊病例的手术等，CSSD 所有人员应遵从医院领导小组的统一调动和安排，并完成工作任务。

（3）启动紧急预案，建立有效的通讯联络，保证 CSSD 护士长能迅速安排备用工作人员，并及时有效地到位。

二、岗位设置

（一）岗位设置目的

岗位设置目的是给组织的岗位提供充足的合格人员。科室工作岗位人员由护士、消毒员和其他工作人员组成。根据医院自身规模、管理模式、工作范围及工作量等因素，高层管理人员应充分评估各岗位人员配置情况，建立岗位细则，确保工作质量和效率。CSSD 岗位分为管理岗位、专业技术岗位和工勤技能岗位。

管理岗位是指具备医院感染、护理专业的基础知识和消毒供应专业实践工作经历，承担领导职责和管理任务的工作岗位。其岗位设置要以提高效率为目的，符合 CSSD 管理工作需要，逐步推进管理职业化进程。

专业技术岗位是指从事专业技术工作，具有相应专业技术水平和能力要求的工作岗位，其岗位设置要符合 CSSD 工作和人才成长的规律特点，适应学科发展需要。

工勤技能岗位是指承担技能操作和维护、后勤保障、服务等职责的工作岗位，以保障 CSSD 单位日常工作正常运行为目的。

（二）根据需求设置岗位

1. 管理岗位

（1）护士长：主要负责消毒供应中心的质量控制、成本控制、人力资源、领导中心发展。

（2）秘书：按照护士长的要求完成科室办公室事务。

（3）去污区组长：负责去污区的所有质量控制，组织去污区人员培训，完成常规事务等。

（4）检查包装及灭菌区组长：负责检查包装及灭菌区的质量控制，组织区域内人员培训，完成常规事务等。

（5）无菌物品存放区：负责无菌物品存放区的质量控制，组织区域内人员培训，完成常规事务等。

（6）教学岗：负责科室各层次员工的整体培训。

（7）库房管理岗：负责科室各种物资、设备的计划、申报、盘点等工作，协助护士长做好成本管控。

（8）感染控制助理岗：负责科室整体的感染控制。

2. 去污区

（1）高温物品回收岗：负责所有可耐高温的重复使用的诊疗器械、器具和物品的回收工作。

（2）低温物品回收岗：负责所有不耐高温的重复使用的诊疗器械、器具和物品的回收工作。

（3）手工清洗岗：负责所有精密器械、管腔器械等的手工清洗。

（4）手工擦拭岗：负责所有不耐湿器械的手工清洗。

（5）机械清洗岗：负责所有机械清洗的物品的上框装载。

3. 检查包装及灭菌区

（1）手术器械包装领班岗：负责手术器械的包装管理，以及特殊事件的处理、交班等。

（2）下框岗：负责所有手工清洗、机械清洗物品的分类下框。

（3）手术器械整理岗：负责手术器械的清点、整理。

（4）手术器械清点岗：负责手术器械的二次核查、整理、装框。

（5）手术器械包装岗：负责手术器械的二次包装。

（6）低温包装领班岗：负责低温物品的包装管理。

（7）低温包装岗：负责低温物品的检查、包装。

4. 无菌物品存放区

（1）消毒员岗：负责灭菌器的日常维护和保养，以及高低温物品的装载、灭菌等。

（2）消毒员协助岗：负责协助消毒员上架、装载。

（3）设备维修岗：负责各种仪器设备的保养计划、报修、督促厂方落实设备的年维护保养。

（4）发放岗：负责无菌物品的发放。

第三节 岗位培训与继续教育

一、岗位培训与继续教育的关系

（一）岗位培训的意义

岗位培训是一种有组织的知识传递、技能传递、标准传递、信息传递等管理训练行为。为了达到统一的科学技术规范、标准化作业，通过目标规划设定、知识和信息传递、技能熟练演练、作业达成评测、结果交流公告等现代信息化的流程，让员工通过一定的教育训练技术手段，达到预期的水平提高目标，提升工作能力、个人能力的训练都称之为培训。岗位培训是指根据岗位需求所应具备的知识、技能而为在岗员工安排的培训活动，其目的是为了提高岗位人员的业务知识、技术能力等。

（二）继续教育的含义

继续教育是指已经脱离正规教育、已参加工作和负有成人责任的人所接受的各种各样的教育，是对专业技术人员进行知识更新、补充、拓展和能力提高的一种高层次的追加教育。

继续教育是一种成人学历教育和非学历教育；受教育者在学历上和专业技术上已达到了一定的层次和水平；继续教育的内容是新知识、新技术、新理论、新方法、新信息、新技能；学习的目的是为了更新、补充知识，扩大视野、改善知识结构、提高创新能力，以适应科技发展、社会进步和本职工作的需要。

（三）岗位培训与继续教育紧密相连

面对日新月异的创新变革形势，只注重教学或只重视培训，已不能适应社会、行业及专业的发展。当下国内市场竞争十分激烈，科技竞争的实质是人才竞争，先进的科学技术取决于培养一大批专业技术人才或战略管理人才，更重要的是取决于对劳动力进行高标准的教育和培训。

消毒供应中心工作人员的继续教育及岗位培训是建立在医院或平台的人力资源战略管理基础之上，结合中心自身发展需求及专业特点开展的。既包括文化教育、个人素质教育等，又包括职业后的再培训。需要管理者有长远规划，根据科室人员结构、人员知识层次、人员技术水平，分层次、分类别、分模块、分阶段培训。

二、岗位培训组织原则

由消毒供应中心负责组织实施，设有教学管理岗的可在护士长的指导下负责制订全科人员培训计划；各个区域组长分别负责去污区、检查包装及灭菌区、无菌物品存放区的教学培训并落实。设有医院感染控制岗的应负责全科感染控制相关的培训并落实。

（一）落实分层培训，理论与操作并进

建立消毒供应中心各层次员工培训方案。层次划分可按照护士、技术工人、普通工人进行分类，按照工作年限划分组别。培训应有明确的时间规划，短期培训每年更新，中长期培训 2~3 年更新。理论和操作均应纳入培训计划，分阶段系统培训，培训方式多样，可以采取课堂授课、专题讲座等形式（例 5-1）。

例 5-1 某消毒供应中心各层次员工年度培训方案

一、10 年以上护士培训方案

1. 完成中心业务专题讲座 1~2 次
2. 主持中心业务或管理查房 1~2 次
3. 参加中心专题理论培训至少 2 次
4. 完成论文书写 1~2 篇
5. 参加省级以上学术交流或专业培训班 1 次
6. 骨干成员负责 1~2 人次的专业指导
7. 完成理论及操作考核 1 次
8. 熟练掌握科室专科操作

二、6～9年护士培训计划

1. 每半年理论考试1次；每季度操作考试1次
2. 熟练掌握科室专科技能操作9项
3. 参加科室专题理论培训至少6次
4. 完成科室业务专题讲座1次
5. 完成业务查房至少1次
6. 完成论文书写1篇

三、3～5年护士培训计划

1. 每半年理论考核1次；每季度操作考试1次
2. 熟练掌握科室专科技能操作8项
3. 参加科室专科理论培训至少6次
4. 完成业务查房至少1次
5. 完成论文书写1篇

四、新员工培训计划

1. 第一周环境介绍、制度学习及消毒隔离基本技能岗前培训
2. 每日交专科日记，3个月后改专科周记；一年后理论考核在85分以上者可终止周记书写
3. 根据不同层级安排相应岗位轮转及完成相应培训
4. 每季度理论、操作考试1次
5. 参加科室专科理论培训至少6次
6. 掌握科室专科技能操作8项

五、技术工人培训计划

1. 每半年交专科读书笔记1篇，由区域组长及教学老师负责督促
2. 掌握并熟悉专科技术操作10项，并有培训管理及培训计划
3. 10年以下技术工人每年完成技工或普工专题讲座1次，完成后并提交课件讲义
4. 参加科室专题理论培训至少4次
5. 每半年理论、操作考核1次

六、普通工人培训计划

1. 区域定期完成相关岗位专科理论及技能培训（由作业区组长组织安排实施）
2. 参加科室专题理论培训至少4次

3. 熟悉并掌握专科技术操作 6 项
4. 每年相关理论测试 1 次

（二）开展岗位培训，提高质量和效率

建立持续的岗位培训系统，对 CSSD 各个岗位员工进行岗位技能、相关理论知识等的培训，以提高在岗人员的工作能力、工作质量及工作效率。

（三）新员工岗前培训，把控风险

CSSD 专业性较强又是医院感染的重地和职业暴露的高危地，对于新聘人员（不管是护士还是工勤人员）都应非常重视岗前培训，降低新聘人员职业暴露的风险。建立新入职员工的培训制度，拟定培训计划和内容，包括消毒供应中心核心制度、应急预案、七步洗手法、职业暴露、职业防护等。鼓励课余自学，给予员工自学时间。必须考核通过后方可进入作业区域开始适应性阶段的工作。

（四）对外交流培训，提高业务水平和技能

鼓励外派进行对外学习，取长补短，学习别人的好方法、好经验；参加国家级、省级各种消毒供应专业或院感专业培训班，提高专业技能，壮大管理人员队伍。

第六章

消毒供应中心工作制度与岗位职责

CSSD 是保证医疗、护理质量及控制医院感染的重点科室，规章制度是 CSSD 管理的基础，是保证工作正常高效运行的重点措施，也是评价工作质量的标准和依据，具有明确的规范性和强制性。管理者应建立相应的制度及岗位职责，设立不同的岗位，科学配置、合理规划，形成专业人才梯队，促进消毒供应专业的发展。

第一节 消毒供应中心的工作制度

一、建立规章制度的基本要求

（一）建立 CSSD 规章制度的原则

1. 规范性原则　遵循国家及相关法律、法规，遵循《医疗机构管理办法》《护士条例》《消毒管理办法》《医院感染管理办法》和医院管理相关制度，符合医院感染预防和控制的原则，根据医院无菌物品重复使用的生产特点，制订 CSSD 规章制度，达到预防和控制无菌物品质量、保证医疗安全的目标。

2. 科学性原则　CSSD 规章制度应符合消毒供应专业的质量标准，遵循我国 WS310 卫生行业标准来制订本单位 CSSD 的规章制度，并细化为工作岗位的操作规程。

3. 实用性原则　规章制度能保障实行集中管理的工作模式，所有需要消毒或灭菌后重复使用的诊疗器械、器具和物品由 CSSD 回收，集中清洗、消毒、灭菌和供应，并对其实行方法有完善的工作质量标准和流程指引。

4. 指导性原则　符合 CSSD 岗位工作的需要,有利于工作人员执行，并对其工作质量有指导和约束作用。规章制度应根据实行的效果，定期进行补充和修订,不断地提升质量标准。

(二)规章制度的作用

1. 规范工作行为　CSSD 的规章制度是长期工作实践经验的总结,是将日常的工作、每项技术和个人的工作方法加以条理化、系统化和制度化,通过用规章制度约束和规范工作行为,成为大家共同遵循的工作准则和工作质量标准。由此可做到有章可循,评价有依据,保证工作质量的同一性和稳定性。

2. 质量评价作用　完善的质量管理、工作质量标准等规章制度,是工作工程和终末质量的衡量标准。对工作过程和效果进行定期考核和评价,可以及时发现问题,及时纠正,并不断地完善工作制度。

3. 专业团队作用　良好的规章制度能有效地整合专业资源,通过制度告诉每个工作人员规范的处理原则和方法,分工明确并建立良好的协作关系。

4. 质量持续改进　良好的规章制度可以对实践效果进行科学的评价,利用手机数据反馈信息,在科学循证的基础上不断提出改进措施,促进整个工作流程和管理系统的优化。质量管理的最终目的是推动质量持续改进,不断地提升质量标准。

二、工作制度

消毒供应中心应建立健全岗位职责、操作规程、消毒隔离、质量管理、检测、设备管理、器械管理及职业安全防护等管理制度和突发事件的应急预案;应建立植入物与外来医疗器械转岗负责制,人员应相对固定;应建立质量管理追溯制度,完善质量控制过程的相关记录;应定期对工作质量进行分析,落实持续改进工作;应建立与相关科室的联系制度,并主动了解各科室专业特点、常见的医院感染及原因,掌握专用器械、用品的结构、材质特点和处理要点;对科室关于灭菌物品的意见有调查、反馈、落实,并有记录。

(一)一般工作制度

1. 库房管理制度
(1)科室设专人管理,严格遵守医院库房管理制度。

（2）严格遵守库房出入库管理制度。

（3）按规定规范存放，保持环境清洁。

（4）合理规范出库并登记。

（5）及时请领、补充、报损以确保物资供应。

2. 安全管理制度

（1）科室应成立安全管理小组。

（2）严格遵守医院各项安全管理条例及制度。

（3）严格遵守设备操作规程、履行岗位职责，发现异常情况及各种安全隐患应及时上报、处理。

（4）每日由专人进行安全自查，做好安全"四防"工作。重大节假日安全管理小组应组织相关人员进行安全大检查。

3. 环氧乙烷灭菌器安全管理制度

（1）合理安放环氧乙烷灭菌器，避免接近火源。

（2）环氧乙烷灭菌器应安装专门的排气管道。

（3）按照要求合理规范存放环氧乙烷气瓶并有交接记录。用后的气瓶应规范处理。

（4）应建立环氧乙烷灭菌器泄漏紧急事故处理预案。

（5）必要时对环氧乙烷灭菌间的环境空气进行 EO 浓度的监测。

（6）严禁用于食品、液体、油剂及粉剂的灭菌。

4. 控烟管理制度

（1）科室应成立控烟管理小组，负责随时抽查监督、记录。

（2）加强控烟宣传教育，设立"创建无烟医院"和"禁止吸烟"的明确标识。

（3）禁止在工作区域和公共场所吸烟。

（4）制订控烟工作奖惩办法，并和个人及区域奖励挂钩；对严重违反医院控烟规定的，纳入年度绩效考核。

5. 节能减排制度

（1）科室成立节能减排专项小组，负责随时抽查监督。

（2）加强节约用水、节约用电等宣传。

（3）各区加强办公耗材的管理。

（4）制订节能减排奖惩办法，对完成节能减排项目优秀的个人和区域，科室将进行表彰和奖励。

（5）鼓励进行小发明、小创造推动节能减排工作的开展，效果明显、措施得当的个人和区域，应给予表扬和奖励。

6. 薪酬分配制度

（1）科室根据医院要求和专业特点制订相应薪酬制度和考评方法。

（2）本制度将根据医院要求和科室发展需要，每年度修订一次。

（3）薪酬发放基本原则为公平、公正，体现多劳多得、优劳优得、奖优罚劣。

（4）薪酬按学历、工作年限、职称、岗位、绩效考核等内容，按不同的分值比例由科室经管小组成员商榷后进行发放。

（5）违反医院缺陷管理制度的，应按医院相关规定执行。

（6）对有科研教学成果的个人和团体，将酌情予以相应奖励。

7. 门禁系统管理制度

（1）科室应建立门禁系统管理制度。

（2）门禁系统设专人进行日常管理，发现故障及时联系相关人员进行维修。

（3）特殊区域门禁系统应设权限管理。

（4）科内工作人员进出后应随时关闭门禁，发现可疑人员及时将门禁关闭并上报相关部门。

（5）新进人员由科室审核通过后方能开放门禁权限。

（6）进修、规培等学员出科后24h内终止门禁权限。

（7）参观及外来人员应符合医院和科室相关规定方可进入。

8. 高度危险化学品管理制度

（1）科室有高度危险化学品管理制度，并定期进行培训。

（2）科室界定高度危险化学品的种类。

（3）严格按照厂家的使用说明，确定专人管理，设定专用库房储存，严格执行出入库及交接班制度，保证数量正确和适宜的环境要求，定期检查并记录。

（4）建立高度危险化学品应急预案，有规范的文字条例供学习和培训。

（5）发生高度危险化学品危机事件，应立即汇报和处理并分析原因，做好PDCA循环。

（6）定期开展高度危险化学品的自查工作，防止意外事件发生。

(二)核心制度

1. 分区管理制度

(1)办公区工作制度

1)工作时间规范着装。

2)进出人员应及时关闭门禁系统,非本科室人员不得随意进出。

3)爱护公共财物,禁止在工作区域乱写乱画。

4)休息室供工作人员休息,示教室供工作人员交班、观看电视晨会、业务学习及召开科务会等,应随时保持室内整洁。

(2)去污区工作制度

1)进入该区的工作人员须按要求规范着装,不得随意到其他区域走动。

2)该区人员离开此区时应洗手、更衣、换鞋。

3)该区车辆、容器等用物应专区专用,有明显清污标识,严禁混装。

4)该区人员应严格执行职业防护制度及消毒隔离制度。

(3)检查包装及灭菌区工作制度

1)进入该区的工作人员必须按要求规范着装,不得随意到其他区域走动。

2)严禁一切与工作无关的物品进入该区。

3)注意手的卫生,包装物品前后、待灭菌物品装载前应洗手。

4)随时保持该区环境、物表、手表清洁,确保符合国家卫生标准和要求。

5)该区车辆应专区专用。

6)认真执行物品检查包装操作流程。

(4)无菌物品存放区工作制度

1)进入该区的工作人员必须按要求规范着装,不得随意到其他区域走动。

2)严禁一切与工作无关的物品进入该区。

3)无菌物品存放区应专人管理,严控人员进出。

4)严格执行相关操作流程,遵守先进先出的发放原则,灭菌包一经发出不得再返回该区。

5)注意手的卫生,接触无菌物品前后应洗手。

6）随时保持该区环境、物表、手表清洁，确保符合国家卫生标准和要求。

7）规范发放、及时清点基数并登记，确保临床所需。

8）消毒物品与无菌物品应标识清楚，分架存放。

9）从库房领取的一次性使用无菌用品，均需先拆除外包装后方可进入该区。

2. 消毒隔离制度

（1）科室布局规范合理，物品由污到洁，空气由洁到污；各区人员不得随意在各区之间穿梭。

（2）严格规范着装，并按要求进行手卫生处理。

（3）所有重复使用的污染物品均应清洗消毒处理后方能进入检查包装及灭菌区。

（4）使用中的消毒液每次必须用浓度试纸测试，以保持其有效浓度。

（5）特殊感染（如气性坏疽、朊毒体及突发原因不明的传染病等）患者用过的器械应严格按照特殊处理流程进行处理后方能与其他物品一起清洗、包装、灭菌。

（6）污染车与清洁车分开放置、分开使用。每天下收、下送完毕后应对车辆进行清洗消毒处理。

（7）清洗用具每天用后应清洗、消毒、干燥备用。

（8）一次性使用无菌物品库房，每日应进行空气消毒一次。

（9）医疗废物按国家要求分类装袋封口，并由专人交接登记。

3. 职业防护管理制度

（1）科室建立职业防护管理制度，职业暴露处理流程。

（2）新进人员上岗前须接受消毒隔离、职业暴露等职业防护制度培训学习并签名。

（3）工作人员应遵守标准预防的原则，不同区域、不同操作环节应采取相应防护措施。

（4）科室应配备相应的防护用具。

（5）发生职业暴露时应按医院相关制度、流程处理。

4. 查对制度

（1）物品发放查对制度

1）三查：物品放时查、发时查、发后查。

2）六对：对品名、对灭菌日期、对灭菌标志、对签名、对数量、对科室。

（2）物品回收查对制度：五查，指查品名、查数量、查性能、查规格、查污染种类及程度。

（3）消毒灭菌查对制度

1）装锅前：查装载及灭菌方法。

2）装锅后：查灭菌程序及灭菌运行参数。

3）下锅时：查物理监测记录、查湿包、查包装完好性、查化学指示带变色情况。

（4）物品包装查对制度：六查，指查洗涤质量、查物品性能规格、查数量、查品名、查日期及签名、查闭合及密封完好性。特殊、重要器械包必须经双人核对并签名后方能封包。

（5）物资入库、出库查对制度：五查，指查厂家批号、查有效期、查品名、查规格、查数量。

5. 交接班制度

（1）操作人员在机器设备运转过程中，不得擅离职守，如有特殊情况需要离岗，应向作业组长请假并向替班者交代注意事项。

（2）各岗位人员换班时，应进行交接班，必要时进行书面交班，接班者如发现机器异常、物资数目不符等情况时，应立即查问，并向作业组长汇报，且应同级换班。

（3）当班者必须按要求完成本班工作。如遇特殊、意外情况未完成本班工作，必须详细交代，必要时进行书面交班。

（4）各作业区人员应加强仪器、设备及贵重物品的交接，遇到重大问题（如机器设备发生故障、丢失等），应及时汇报。

6. 监测制度

（1）科室设专人进行质量监测工作。

（2）对清洁剂、消毒剂、洗涤用水、润滑油、包装材料等进行资质合格性检查。

（3）登记并定期抽查消毒剂及监测材料的有效期。

（4）按规定进行日常和定期清洗消毒质量的监测并记录。

（5）按规定对软水、纯水及使用中的消毒液进行监测并记录。

（6）按规定进行日常或定期抽查待灭菌包内物品的清洗质量，并记录。

（7）按规定开展对灭菌器及灭菌物品的物理监测、化学监测和生物监测。

（8）各种监测结果，应规范登记并留存。发现不良事件及时改进和汇报，持续提升质量。

（9）执行医院相关监测制度。

7. 质量追溯及质量缺陷召回制度

（1）应建立质量控制过程记录与追踪制度，专人负责质量控制。

（2）应建立清洗、消毒、灭菌等关键环节的过程记录并按要求规范存档。

（3）临床质量反馈有记录及改进措施，妥善留存。

（4）发出物品中一旦发现化学监测、生物监测不合格，必须立即对同一时间处理的灭菌物品全部召回。查找原因，重新处理，并寻找替代解决方案。必要时汇报相关部门。

（5）专人定期收集分析临床反馈意见、建议，及时改进，不断提高。

8. 仪器设备管理及维护保养制度

（1）科室设专人进行资产管理及设备管理。

（2）资产管理员负责各类仪器设备的申报、调剂报废及建账盘点工作，并定期组织相关人员对固定资产进行清查并登记。

（3）设备管理员负责仪器设备的日常维护、保养、报修工作，并有记录。

（4）仪器操作人员应严格执行操作规程，发现异常及时上报，严禁擅自拆修。

（5）所有新进仪器必须经厂家工程师进行相关课堂及现场技术培训，操作人员经培训合格后方能上机操作。

（6）压力蒸汽灭菌消毒员除具备国家压力容器操作上岗证（在有效期内），还需进行相应的岗位培训。

9. 质量持续改进与管理制度

（1）科室设立质量控制小组。定期召开质量管理会议并有记录。

（2）定期对各区质量自查结果及护理部的质量检查结果做出反馈，提出改进的措施，以持续改进工作质量。

（3）动态质控员应根据科护士长的月质控重点进行质控检查考核。

（4）动态质控员及作业组长应定期开展自查并记录，及时反馈、改进。

（5）严格遵守及执行医院相关质量的持续改进与管理制度。

10. （临床）沟通联系反馈制度

（1）科室应设立专人负责临床沟通反馈。

（2）服务窗口应建立完善沟通信息渠道，及时反馈沟通信息、解决临床需求。

（3）科室定期向全院各临床科室及手术室发放满意度调查表，及时分析改进，以提高工作质量。

（4）对临床重要反馈，应派专人到达现场，对收集的信息进行协调，提出改进处理意见，完善登记。

11. 继续教育及业务培训制度

（1）科室设立专人负责教学培训工作。

（2）定期组织安排相关人员参加各类学术活动及专业培训学习。

（3）根据专业科室及人员特点，年初拟定各阶段各层次人员业务培训计划并跟踪落实，定期考核。

（4）各作业区应根据专业特点，积极开展形式多样的业务培训，由各区作业组长组织实施。每年年初将培训计划交科护士长处备案。

（5）妥善整理保管各层次人员的培训及考核资料。

12. 对外服务管理制度

（1）科室设专人负责对外服务管理工作。

（2）本中心对外提供器械清洗、消毒、包装及灭菌全程服务。

（3）凡是进入本中心的外来成品消毒包必须经专用入口由专人验收合格后方可进入。

（4）对于不符合《消毒技术规范》及国家行业"两规一标"要求的外来成品消毒包应及时沟通并重新规范处理或拒绝接收。

（5）凡是进入我院手术室的外来器械一律应在医院相关部门备案并与本中心签订合作协议书后方可严格按照相应流程进行消毒灭菌。

（6）所有外来消毒灭菌物品均应严格登记，灭菌质量可追溯，资料按要求保存备查。

13. 一次性使用无菌医疗用品管理制度

（1）科室应设专人管理，按要求对厂家进行资质审核，保证物品质量，妥善保留资料以备查证。

（2）规范出入库管理，严格控制成本。

（3）按规定规范存放，标识清楚，保持环境清洁，每日对库房进行空气消毒。

（4）接收一次性使用的医疗无菌用品时，应确认每批产品合格有效，收取每批次产品检验报告，并记录保存。

（5）规范登记批号、数量、品名、规格和发放相关信息。

（6）建立产品质量沟通本，及时跟进临床需求。

（7）合理安排计划申领，确保物资供给，同时避免积压浪费。

14. 医疗器械管理制度

（1）严格遵守医院医疗器械相关管理制度。

（2）科室设专人管理，负责各类医疗器械的计划申购、入库清点验收及盘点报废工作，如遇质量问题应及时反馈。

（3）任何人不得私借医疗器械。

（4）各类医疗器械按照厂家说明书及科室库房管理制度进行储存管理。

（5）对于新进医疗器械应及时了解器械性能、用途及清洗、灭菌方式。

（6）医院使用的外来医疗器械应统一由消毒供应中心清洗、包装、灭菌后直接运送至手术室。

15. 植入物管理制度

（1）科室应建立植入物专门管理制度。

（2）植入物应在相关部门登记备案。

（3）植入物接收口应建立植入物专门登记表，详细记录植入物来源、名称、去向等。

（4）植入物灭菌、监测、发放应严格按照国家卫计委"两规一标"要求进行，并对物理、化学、生物监测过程及去向做相应记录。

（5）无菌物品存放区应有专人每日自查植入物的处理流程和相关登记。

（6）质控员应定期抽查植入物的处理流程和相关登记。

（7）工作人员发现植入物处理过程中的任何问题应立即汇报相关人员

第二节 消毒供应中心的岗位职责

一、岗位职责的确立和意义

(一) 岗位职责的定义

岗位职责是指一个岗位所要求的需要去完成的工作内容及应当承担的责任范围。岗位,是组织为完成某项任务而确立的,由工种、职务、职称和等级内容组成。职责,是职务与责任的统一,由授权范围和相应的责任两部分组成。

(二) 岗位职责的内容

1. 根据工作任务的需要确立工作岗位名称及其数量。
2. 根据岗位工种确定岗位职务范围。
3. 根据工种性质确定岗位使用的设备、工具、工作质量和效率。
4. 明确岗位环境和确定岗位任职资格。
5. 确定各个岗位之间的相互关系。
6. 根据岗位的性质明确实现岗位目标的责任。

(三) 岗位职责的作用和意义

1. 岗位职责的制订可以最大限度地实现劳动用工的科学配置。
2. 有效地防止因职务重叠而发生的工作推诿现象。
3. 提高内部竞争活力,更好地发现和使用人才。
4. 是组织考核的依据,能提高工作效率和工作质量。
5. 规范操作行为。
6. 减少违章行为和违章事故的发生。

二、消毒供应中心岗位设置

(一) 岗位设置原则

首先,要让员工真正明白自身岗位的工作性质。岗位工作的压力不应来自他人的压力,而应由此岗位上的工作人员发自内心自觉自愿地产生,从而转变为主动工作的动力,因而要推动此岗位员工参与设定岗位目标,并努力激励他实现这个目标。

岗位各阶段工作的执行,应该由该岗位上的员工主动发挥创造力,靠其自我努力和自我协调的能力去完成。员工必须在本职工作中主动发挥自我解决、自我判断、独立解决问题的能力,才能使工作成果的绩效实现最大化。

其次,在制订岗位职责时,要尽可能丰富岗位职责的内容,这样不仅可以促使一个"多面手"的员工充分地发挥各种技能,也会收到激励员工主动积极工作的效果。

(二)岗位设置及职责

每一项职责都是工作流程落实到岗位的一项或几项任务,所以工作人员在每项岗位职责中承担的责任也是根据流程来确定的。合理配置护士、技术人员和职工,能体现层级岗位和专业技术岗位要求,制订各岗位任职条件和职责,实现人尽其责。以下为某三甲综合医院消毒供应中心部分岗位职责,仅供参考。

1. 护士长

(1)任职条件

1)本科及以上学历,中级以上职称。

2)从事消毒供应工作3年以上。

3)具有较强的人际沟通能力及协调能力。

4)具有促进专科发展及科研的能力。

5)具有发表高质量护理科研论文的能力。

6)接受相关岗位专业知识和技能培训,熟悉本专业工作流程及本学科的专业知识。

(2)岗位职责

1)根据护理部工作计划及本科护理工作的特点,制订本科室具体工作计划并组织实施。

2)合理进行人力安排,注重人力搭配,工作安排体现"以服务对象为中心"。

3)负责科室总体对上、对下、对内及对外的沟通协调工作。

4)负责主持科室护理科研工作,制订本专业学科发展的规划,促进本学科的发展。

5）负责科室高质量、优质论文的指导和撰写工作。

6）督导各级骨干人员完成教学工作，不断提高教学培训质量。

7）负责科室整体质量控制及运营管理，合理利用医疗资源，做好成本分析工作。

8）负责科室团队建设及良好氛围的营造。

2. 去污区组长

（1）任职条件

1）大专以上学历。

2）从事消毒灭菌专业 3 年以上。

3）具有较强的人际沟通能力及协调能力。

4）具有一定的科研能力。

5）具有本专业课堂教学及临床带教能力。

6）熟悉本组工作流程。

（2）岗位职责

1）协调安排本区各岗位工作，做好人力、物力的协调管理工作。

2）检查各项规章制度及操作规程的执行情况，并组织业务培训。

3）协助本区各项物资的报损、领取及登记工作。

4）随时抽查各类物品的清洗质量，分析问题，及时解决。

5）定期抽查消毒液及清洗液的配制情况及水质。

6）完成去污区流程改善，配合完成去污区进修生的带教。

7）协助完成对外服务工作。

8）负责组织协助去污区重复使用物品的回收、登记和清洗。

9）协助科护士长做好管理工作。

3. 检查包装及灭菌区组长

（1）任职条件

1）大专以上学历。

2）从事消毒灭菌专业 3 年以上。

3）具有较强的人际沟通能力及协调能力。

4）具有一定的科研能力。

5）具有本专业课堂教学及临床带教能力。

6）熟悉本组工作流程。

（2）岗位职责

1）负责包装区的包装业务指导工作。

2）落实检查本区人员，认真执行各项规章制度和技术操作规程，组织业务技术培训和考核，提高工作质量。

3）负责本作业区各项耗材的申报计划和领取工作，以保证工作正常运行。

4）完成每月手术室服务满意度调查反馈并提出改进措施。

5）协助指导和检查本区人员完成高、低温物品的包装并做好质控检查，发现问题及时解决。

6）及时协调完成各种急需包的包装灭菌处理。

7）完成实习生及进修生的带教工作。

8）维护并发展各级人员之间的良好协作关系，提高工作效率。

9）完成每月检查包装及灭菌区工作量的统计。

10）负责督促检查包装及灭菌区的清洁卫生工作以确保空气、物表及工作人员手表符合国家卫生要求和标准。

11）加强继续再教育学习，不断更新知识与技能，更好地适应消毒供应专业的发展要求。

12）积极撰写科研论文，每年发表1篇以上。

4. 无菌物品存放区组长

（1）任职条件

1）大专以上学历。

2）从事消毒灭菌专业3年以上。

3）具有较强的人际沟通能力及协调能力。

4）具有一定的科研能力。

5）具有本专业课堂教学及临床带教能力。

6）熟悉本组工作流程。

7）熟悉各种监测操作流程和制度。

（2）岗位职责

1）负责指导发放、下收下送工作，负责指导消毒、灭菌工作。

2）负责每月病房服务满意度调查反馈并提出改进措施。

3）负责灭菌物品的物理监测、化学监测、生物监测常规工作及资料归档工作。

4）负责计划及申领本区物资。

5）协助医院感染管理科完成空气、物表、手表微生物监测。

6）负责本区实习生、进修生带教和培训工作。

7）负责对外账务录入核查工作及手术室账务核算。

8）负责无菌物品存放区的质量控制与提高。

9）协助科护士长的管理工作。

5. 科室秘书

（1）任职条件

1）本科及以上学历。

2）从事消毒供应工作2年以上。

3）具有较强的计算机应用操作技能。

4）具有较强的人际沟通能力及协调能力。

5）熟悉本科室工作流程及本学科的专业知识。

6）具有教学培训及带教的能力。

（2）岗位职责

1）负责完成科室护士长分配的任务。

2）负责完成科室、护理部、医院及学会等培训计划的通知及落实。

3）负责协助护士长收发科室及医院的各种邮箱并打印相关内容存档。

4）负责各类科研项目、员工信息的录入。

5）负责科室内部信息的发送。

6）负责协助护士长动态巡查各区域的作业情况。

7）负责科室各类会议及医院文件的登记保存。

8）负责科室网站的建设及更新。

9）负责科室日记、周记的收集、批阅。

10）负责人力资源合同、执照的管理。

11）负责各类人员信息的完善。

6. 教学岗

（1）任职条件

1）本科以上学历。

2）从事消毒供应工作3年以上。

3）具有较强的人际沟通、表达及协调能力。

4）具有及时学习及更新专业知识的能力。

5）熟悉本专业工作流程及本学科的专业知识。

6）具有一定的计算机应用及操作能力。

7）具有本专业课堂教学及临床带教能力。

（2）岗位职责

1）负责制订科室各层次员工的培训计划。

2）负责按计划组织检查各层次计划实施的完成情况，完成相关手册的记录。

3）负责制订实习生、规培生及进修生的教学计划并组织安排实施。

4）负责完成实习、进修等各类学员教学手册及学员考核评定表的记录工作。

5）负责科室各类教学相关资料的整理归档工作。

6）负责完成办公室事务，协助护士长处理科室突发事件。

7. 库管岗

（1）任职条件

1）本科以上学历。

2）从事消毒供应工作2年以上。

3）具有较强的人际沟通、表达及协调能力。

4）具有及时学习及更新专业知识的能力。

5）熟悉本专业工作流程及本学科的专业知识。

6）具有一定的计算机应用及操作能力。

（2）岗位职责

1）负责科室各类耗材的申报计划、出入库管理及建账盘点工作。

2）负责组织科室相关人员定期清点科室的固定资产。

3）负责定期了解科室各类设备的使用情况并组织进行维修、申报、报损。

4）协助护士长做好科室成本分析及控制工作。

5）负责完成办公室事务，协助处理科室突发事件。

8. 感控助理岗

（1）任职条件

1）本科以上学历。

2）从事消毒供应工作3年以上。

3）具有较强的人际沟通及协调能力。
4）具有本专业及院感相关专业知识。
5）熟悉科室工作流程。
6）具有本专业课堂教学及临床带教能力。
7）具有较强的科研创新能力。
（2）岗位职责
1）负责协助护士长做好各区动态巡查工作。
2）负责完成办公室事务，协助处理科室突发事件。
3）负责院感相关资料的填写、申报及归档工作。
4）协助护士长做好科室团队建设及良好氛围的营造。
5）负责协助护士长做好人力资源调配工作。
9. **临床物品回收岗**
（1）任职条件
1）初中以上学历。
2）岗前培训合格。
3）熟悉临床各种治疗包及器械包的内容。
4）能与相关科室进行有效良好的沟通。
5）能认真履行各项岗位职责。
（2）岗位职责
1）负责全院临床科室普通物品的回收清点、分类、登记及汇总工作。
2）负责报损和增加物品的记账及补充工作。
3）协助临床器械的装筐及手术器械的回收工作。
4）负责医疗废物的分类及交接登记工作。
5）负责锐器盒的张贴和处理工作。
6）负责保持回收台环境干净、整洁。
7）协助完成去污区的教学培训。
10. **手工擦拭岗**
（1）任职条件
1）初中以上学历。
2）岗前培训合格。
3）熟悉低温器械清洗要求。
4）能认真履行各项岗位职责。

（2）岗位职责

1）负责不耐湿热器械的手工清洗工作。

2）协助手工清洗工作。

3）完成规定区域的卫生清洁工作。

11. 手工清洗岗

（1）任职条件

1）初中以上学历。

2）岗前培训合格。

3）熟悉各种器械、器具的手工清洗要求。

4）能认真履行各项岗位职责。

（2）岗位职责

手工清洗岗一

1）严格遵守管腔器械的处理流程，负责管腔器械的清洗质量。

2）负责特殊、精密手术器械的处理，避免器械损伤。

3）负责去污区物品的交接班，做好记录。

4）负责清洁剂的收货、清点及签字工作。

5）负责规定区域的卫生。

手工清洗岗二

1）负责临床和手术器械及物品的手工清洗。

2）负责急诊精密手术器械的处理，避免器械损伤。

3）协助对外服务器械的回收及上筐。

4）负责规定区域和物品的卫生。

手工清洗岗三

1）负责手术盆和弯盘的清洗和上筐。

2）负责各种基础器械的整理工作，包括对内对外服务。

3）负责返洗器械的处理。

4）负责规定区域的卫生。

5）协助回收和其他相关物品的清洗工作。

12. 机器清洗岗

（1）任职条件

1）初中以上学历。

2）岗前培训合格。

3）熟悉单舱及多舱清洗机的操作流程。

4）熟悉单舱及多舱清洗机的基本性能及保养。

5）能认真履行各项岗位职责。

（2）岗位职责

机器清洗岗一

1）负责急诊手术器械的回收。

2）负责所有机械清洗器械的上筐装载，检查器械包括螺钉螺帽的完好性。

3）负责酸化水设备及软化水设备的盐和氢氧化钠添加。

4）负责检查机器的常规性能和清洁工作。

5）负责楼层器械的回收及清单整理。

机器清洗岗二

1）负责清洗机清洁剂的添加、更换，并注明日期。

2）负责清洁剂空桶的处理。

3）负责器械上筐台的交接和整理。

4）负责所有机械清洗器械的上筐装载，检查器械包括螺钉螺帽的完好性。

5）负责仪器设备的正常运行和简单故障的处理。

6）负责楼层手术器械的回收及清单的整理。

机器清洗岗三

1）负责器械上筐台物品的交接和整理。

2）负责所有机械清洗器械的上筐装载，检查器械包括螺钉螺帽的完好性。

3）负责仪器设备的正常运行和简单故障的处理。

4）负责楼层手术器械的回收及清单的整理。

负责交接班。

13. 楼层手术器械回收岗

（1）任职条件

1）初中以上学历。

2）岗前培训合格。

3）能与手术室工作人员进行有效良好的沟通。

4）能认真履行各项岗位职责。

5）熟悉各楼层手术器械。

（2）岗位职责

1）负责楼层器械和物品清点回收登记工作，检查并拧紧螺钉螺帽。

2）负责手术器械的分类装筐及清单整理回收、交接。

3）负责精密贵重器械的保护。

4）负责及时通知手术器械的运送。

5）落实特殊污染器械的交接。

6）负责报损的特殊器械的更换。

7）协调急送器械和事件的处理。

14. 手术器械收送运输岗

（1）任职条件

1）初中以上学历。

2）岗前培训合格。

3）能与手术室工作人员进行有效良好的沟通。

4）能认真履行各项岗位职责。

5）熟悉各楼层手术器械。

（2）岗位职责

1）负责手术室器械物品收送工作，保证物品运输质量。

2）认真如实填写清单，确保登记准确。

3）根据手术需要，服从调动，积极配合收送安排。

4）确保精密贵重物品的数量和质量。

5）做好手术室与供应中心的沟通工作，出现问题及时汇报。

6）保证手术室急用物资的下收下送。

7）落实特殊污染器械的交接。

15. 手术器械领班包装岗

（1）任职条件

1）大专以上学历。

2）岗前培训合格。

3）熟悉各种手术器械包的包装要求。

4）能认真履行各项岗位职责。

5）具有本专业课堂教学及临床带教能力。

6）具有较强的人际沟通能力及协调能力。

7）熟悉灭菌器的物理、化学监测。

（2）岗位职责

1）负责包装区物资交接，如吸引头配对、基数整理、介入器械包装、清洗机记录纸管理等。

2）负责手术器械包标签的打印与核对，急件的处理。

3）负责手术器械的质量检查。

4）负责手术器械的装配和性能抽查。

5）负责完成相关包装工作如精密器械、器官移植器械等的包装工作。

6）负责实习生、进修生的带教指导。

7）做好全天工作量的统计及特殊情况的交班。

8）掌握常规器械包的用途、包内器械的数目、规格及包装的注意事项。

9）做好仪器设备的检查及关机。

10）提高自身业务素质，积极参加继续教育学习，不断更新知识与技能，更好地适应消毒供应专业的发展要求。

11）负责环境整齐、清洁，各类物品放置规范。

16. 下筐岗位

（1）任职条件

1）初中以上学历。

2）岗前培训合格。

3）熟悉各种手术器械包的检查与保养。

4）能认真履行各项岗位职责。

（2）岗位职责

1）负责包装区物品的下筐检查。

2）负责完成包装区清洗筐回收工作。

3）完成洗手刷的包装。

4）负责窥鼻器的包装和体撑、刀头等器械的塑封。

5）负责包装区清洗机、干燥柜等的保养和清理。

6）特殊事件必须及时汇报。

17. 手术器械整理岗

（1）任职条件

1）初中以上学历。

2）岗前培训合格。

3）熟悉各种手术器械包的包装要求及内容。

4）能认真履行各项岗位职责。

（2）岗位职责

1）完成手术器械整理用物准备。

2）完成器械清洗质量检查。

3）完成器械功能状态检查。

4）完成器械装配、串装。

5）查找清单并放置于相应器械包内，添加辅助物品。

6）检查下框无遗漏，完成第一次数量清点。

7）特殊事件及时汇报。

8）收拾用物及整理环境。

18. 手术器械清点岗

（1）任职条件

1）初中以上学历。

2）岗前培训合格。

3）熟悉各种手术器械包的包装要求及内容。

4）能认真履行各项岗位职责。

（2）岗位职责

1）完成手术器械包装用物准备和器械基数清点。

2）完成器械的第二次核查。

3）确保保护器械的方法正确。

4）器械摆放规范。

5）添加灭菌化学指示卡。

6）按规范放置吸湿巾。

7）负责核查器械包质量，特殊事件及时汇报。

8）收拾用物及整理环境。

19. 手术器械包装岗

（1）任职条件

1）初中以上学历。

2）岗前培训合格。

3）熟悉各种手术器械包的包装要求及内容。

4）能认真履行各项岗位职责。

（2）岗位职责

1）负责手术器械二次包装。

2）负责所包装物品的规范装载。

3）负责急送单封器械的包装及特殊物品的包装。

4）负责相应包装台面和搁物架的整理。

5）查对内外标签，保证无误。

6）特殊器械双人查对。

20. 对外包装领班岗

（1）任职条件

1）大专以上学历。

2）岗前培训合格。

3）熟悉外单位各种器械包的包装要求。

4）能认真履行各项岗位职责。

5）具有本专业课堂教学及临床带教能力。

6）具有较强的人际沟通能力及协调能力。

7）熟悉灭菌器的物理、化学监测。

（2）岗位职责

1）负责临时通知或特殊事件的交接任务。

2）负责对外台急件的处理。

3）负责及时与外单位沟通，负责对外医院及公司器械的外标签的打印和核对。

4）负责处理特殊事件并及时汇报。

5）每月末清点各外医院内标签，及时报计划打印。

6）定期检查抽屉，及时添加、更改外消器械的新增包的内标签。

7）负责外消工作质量控制。

21. 对外手术器械整理岗

（1）任职条件

1）初中以上学历。

2）岗前培训合格。

3）熟悉外单位各种器械包的包装要求。

4）能认真履行各项岗位职责。

（2）岗位职责

1）负责器械物品清洗质量和功能状态检查。

2）负责包装用物准备，负责外单位器械包装。

3）负责清理器械清单。

4）负责相关抽屉、黄金整理。

5）负责外消器械的记账。

22. 对外手术器械清点岗

（1）任职条件

1）初中以上学历。

2）岗前培训合格。

3）熟悉外单位手术器械包的包装要求。

4）能认真履行各项岗位职责。

（2）岗位职责

1）完成手术器械包装用物准备和器械基数清点。

2）完成器械第二次核查。

3）确保保护器械的方法正确。

4）器械摆放规范。

5）添加包内灭菌化学指示卡。

6）按规范放置吸湿巾。

7）特殊事件及时汇报。

8）收拾用物及整理环境。

23. 对外二次包装岗

（1）任职条件

1）初中以上学历。

2）岗前培训合格。

3）熟悉各种器械包的包装要求。

4）能认真履行各项岗位职责。

（2）岗位职责

1）完成每日外消包装任务。

2）完成对外台的急件的包装任务。

3）按照回收清单打印外标签。

4）协助完成外消器械的检查、包装工作。

5）负责对外台器械包包装前的核查和封包。

6）清点、整理各种包布、指示胶带、器械内标签，并及时补充。

24. 对外临床包装岗

（1）任职条件

1）初中以上学历。

2）岗前培训合格。

3）熟悉各种器械包的包装要求。

4）能认真履行各项岗位职责。

（2）岗位职责

1）负责对外临床器械物品清洗质量和功能状态检查。

2）负责包装用物准备，协助外单位器械包装。

3）负责清理器械清单。

4）负责统计对外医院临床的包装工作量。

5）负责相关桌面及抽屉的整理。

25. 一号临床包装岗

（1）任职条件

1）初中以上学历。

2）岗前培训合格。

3）熟悉各种器械包的包装要求。

4）能认真履行各项岗位职责。

（2）岗位职责

1）负责高温包装物品的质量检查。

2）负责完成临床拆线剪、各种穿刺针、心导器械的包装工作。

3）确保包装规范。

4）负责所包装物品的装筐。

5）负责所带实习生、进修生、新员工等的包装指导。

6）收拾用物、整理操作台面、整理相应抽屉。

26. 二号临床包装岗

（1）任职条件

1）大专以上学历。

2）岗前培训合格。

3）熟悉各种器械包的包装要求。

4）能认真履行各项岗位职责。

5）具有本专业课堂教学及临床带教能力。

6）具有较强的人际沟通能力及协调能力。

7）熟悉灭菌器的物理、化学监测。

（2）岗位职责

1）负责临床器械基数清点与交接。

2）负责临床抢救物品的质量检查及包装。

3）负责临床特殊器械物品包装、物品的质量检查及包装。

4）负责完成介入器械包装工作。

5）确保包装规范。

6）负责所包装物品的装筐。

7）负责所带实习生、进修生、新员工等的包装指导。

8）收拾用物、整理操作台面、整理相应抽屉。

27. 三号临床包装岗

（1）任职条件

1）初中以上学历。

2）岗前培训合格。

3）熟悉各种器械包的包装要求。

4）能认真履行各项岗位职责。

5）具有本专业课堂教学及临床带教能力。

6）具有较强的人际沟通能力及协调能力。

（2）岗位职责

1）负责高温包装物品的质量检查。

2）负责完成相关包装工作。

3）确保包装规范。

4）负责所包装物品的装筐。

5）负责所带实习生、进修生、新员工等的包装指导。

6）收拾用物、整理操作台面、整理相应抽屉。

28. 四号临床包装岗

（1）任职条件

1）初中以上学历。

2）岗前培训合格。

3）熟悉各种器械包的包装要求。

4）能认真履行各项岗位职责。

（2）岗位职责

1）负责湿化瓶、烧伤整形器械的质量检查及包装。

2）负责手术擦手巾、治疗巾、穿刺包等的包装工作。

3）包装规范。

4）负责所包装物品的装筐。

5）负责所带实习生、进修生、新员工等的包装指导。

6）收拾用物、整理操作台面、整理相应抽屉。

29. 手术器械包装协助岗

（1）任职条件

1）初中以上学历。

2）岗前培训合格。

3）熟悉各种手术器械包的性能规格及检查保养。

4）能认真履行各项岗位职责。

（2）岗位职责

1）完成特殊及精密器械清洗质量的检查。

2）完成特殊及精密器械功能状态的检查与保养。

3）特殊及精密器械须双人查对。

4）协助完成框架拉钩及单包器械的包装。

5）查对内外标签，保证无误。

6）特殊事件及时汇报。

7）收拾用物、整理操作台面及相应抽屉。

30. 临床包装协助岗

（1）任职条件

1）初中以上学历。

2）岗前培训合格。

3）熟悉院内及对外单位临床物品及器械的包装。

4）能认真履行各项岗位职责。

（2）岗位职责

1）负责院内临床物品的包装，如培养瓶、穿刺消毒孔巾、乳腺穿刺针、PRK 弯盘等的检查包装。

2）协助对外包装整理岗整理器械。

3）完成压脉带的包装。

4）负责对外公司急件器械的检查和包装。

5）负责所有器械的清洗质量和功能状态的检查。

6）协助包装对外临床物品。

7）收拾用物、整理操作台面及相应抽屉。

31. 消毒员（早班、中班、晚班）

（1）任职条件

1）初中以上学历。

2）持国家安全生产监督管理总局颁发的特种作业操作证上岗。

3）熟悉各种灭菌器的操作流程。

4）熟悉灭菌器的物理监测、化学监测、生物监测。

5）能认真履行各项岗位职责。

（2）岗位职责

消毒员（早班）

1）负责机器的维护和保养，完成每日的机器检查工作。

2）负责高压蒸汽灭菌器的 B-D 测试，监测空锅排气效果。

3）负责全院各部门器械、布类的灭菌和供应及器械扫描，准确做好灭菌锅次的登记工作。

4）协调及保证急用器械的灭菌工作，保障急用物品的供应。

5）负责已灭菌物品的下筐和上架。

6）协助完成外消包的接收、灭菌和登记工作。

7）负责高、低温消毒灭菌工作，协调两者工作量。

消毒员（中班）

1）负责机器的维护和保养，完成每日的机器检查工作。

2）负责全院及对外器械的消毒灭菌工作，规范装载。

3）协调及保证急用器械的灭菌工作，保障急用物品的供应。

4）负责监控灭菌器运行过程，发现异常应及时处理。

5）负责协助已灭菌物品的卸载、下筐和摆放。

6）负责高、低温消毒灭菌工作，协调两者工作量。

7）特殊事件及时汇报处理。

消毒员（夜班）

1）负责机器的维护和保养，完成每日机器的检查工作。

2）负责全院各部门器械、布类的灭菌和供应及器械扫描，及时准确做好灭菌锅次的登记工作。

3）协调及保证急用器械的灭菌工作，保障急用物品的供应。

4）协助完成外消包的接收、灭菌和登记工作。

5）负责已灭菌物品的下筐和上架。

6）负责二维码器械的扫描工作及常规查询。

7）特殊事件及时汇报处理。

32. 消毒员助消岗

（1）任职条件

1）初中以上学历。

2）岗前培训合格。

3）能认真履行各项岗位职责。

（2）岗位职责

1）负责协助消毒员上架装载。

2）负责协助灭菌后下筐及发放。

3）负责灭菌后器械的扫描及装车。

4）协助消毒员完成其他相关事宜。

33. 临床一次性物品发放岗

（1）任职条件

1）大专以上学历。

2）岗前培训合格。

3）熟悉一次性无菌物品的出入库管理。

4）熟悉一次性无菌物品的记账工作。

5）具有较强的人际沟通能力及协调能力。

6）能认真履行各项岗位职责。

（2）岗位职责

1）负责全院一次性无菌物品的分发工作，按科室申领单发放，严格执行查对制度。

2）合理计划物资，避免物资超量存储、过期。

3）保证一次性物品的基数，不拖欠科室物品。

4）负责通知厂家送货和一次性物品验收工作，掌握各类、各型号物品的使用量。

5）按物资进库先后、灭菌日期、有效日期，有序摆放和发放物品。

6）指导下收下送人员的工作，防止灭菌物品的再次污染。

7）保证物品合理、规范放置，标识清楚。

8）负责每日、每月账目的核对工作，做到日清月结，账物相符、账账相符。

9）特殊事件及时汇报处理。

34. 临床重复使用物品发放岗

（1）任职条件

1）大专以上学历。

2）岗前培训合格。

3）熟悉临床各种治疗包及器械包。

4）具有较强的人际沟通能力及协调能力。

5）熟悉灭菌器的物理监测、化学监测。

6）能认真履行各项岗位职责。

（2）岗位职责

1）负责全院消毒包的分发工作，按回收清单发放无菌物品，做好"三查七对"。

2）按先进先出的原则摆放及发放物品。

3）每日清点物品基数，保证物品的供给，严禁欠物，做好登记。

4）负责账务录入及核查工作。

5）指导下收下送人员的工作，避免差错。

6）负责手术室、临床消毒包及对外服务发放的整体协调监督工作。

7）与相关科室保持良好有效的沟通，定期收集意见，并有改进措施。

8）特殊事件及时汇报处理。

35. 手术器械及物品发放岗

（1）任职条件

1）初中以上学历。

2）岗前培训合格。

3）熟悉本院和外单位各种治疗包及器械包的内容。

4）具有较强的人际沟通能力及协调能力。

5）熟悉灭菌器的物理监测、化学监测。

6）能认真履行各项岗位职责。

（2）岗位职责

1）负责手术室器械和外消包的分发工作，严格执行"三查七对"，避免错发、漏发。

2）熟悉各手术楼层器械包特点，按楼层回收清单发放器械，发放后签字确认。

3）负责完成灭菌物品的卸载及上架，整理储物架，确保整齐、清洁、规范。

4）负责协调手术室及对外急送器械的运送工作。

5）指导下收下送人员的工作，防止灭菌物品的再次污染。

6）负责高压蒸汽灭菌批量监测登记本的记录和物理监测的粘贴。

7）负责手术室布类发放、登记工作。

8）负责每周更换发放垫一次，确保发放窗口及接待室的清洁、整齐、规范。

9）特殊事件及时汇报处理。

36. 临床物品收送岗

（1）任职条件

1）初中以上学历。

2）岗前培训合格。

3）能与临床科室进行有效良好的沟通。

4）熟悉临床科室各种治疗包及器械包。

5）能认真履行各项岗位职责。

（2）岗位职责

1）负责完成全院重复使用物品的收送工作，严格执行"三查七对"，避免错发、漏发。

2）负责一次性无菌物品的下送工作，严格按清单发放。

3）负责运送车辆的用后清洁，清污分开。

4）熟悉临床各种常用器械，做好报损工作。

5）严格执行消毒隔离制度，运送车辆须配备速干手消毒液。

6）特殊事件及时汇报处理。

37. 设备维修岗

（1）任职条件

1）大专以上学历。

2）岗前培训合格。

3）持国家安全生产监督管理总局颁发的特种作业操作证上岗。

4）能与相关科室进行有效良好的沟通。

5）熟悉本科室所有仪器设备的操作流程。

6）熟悉仪器设备性能，能及时处理设备的常见故障。

7）具有本专业课堂教学及临床带教能力。

8）熟悉各楼层手术器械。

（2）岗位职责

1）制订设备保养计划，督促厂方按计划落实并检查。

2）负责巡视各种仪器的性能状态，了解使用情况；发现异常及时处理、汇报。

3）每日发放高峰时段协助发放，严格执行"三查七对"，协助运送各楼层手术器械。

4）负责检查洗浆房布类运送情况。

5）负责完成消毒员的相关知识和技能培训。

6）特殊事件及时汇报处理。

7）协助完成各种监测工作及监测资料的入库归档工作。

第七章

消毒供应中心常见突发事件及应急预案

第一节 常见突发事件

突发事件是指突然发生，造成或者可能造成重大人员伤亡、财产损失、生态环境破坏和严重社会危害，危及公共安全，需要立即处理的紧急事件。突发事件可分为自然灾害、事故灾难、公共卫生事件、社会安全事件等四类。突发事件预警级别：一般依据突发事件可能造成的危害程度、波及范围、影响力大小、人员及财产损失等情况，由高到低划分为特别重大（Ⅰ级）、重大（Ⅱ级）、较大（Ⅲ级）、一般（Ⅳ级）四个级别，并依次采用红色、橙色、黄色、蓝色来表示。

一、突发事件特征

（一）突发性

突发性是指对于突发事件是否发生，于什么时间、什么地点、以什么样的方式爆发，以及爆发的程度等情况，人们都始料未及，难以准确地把握。

（二）公共性

首先，突发事件的公共性体现在突发事件涉及公共利益，即对公共财产或福利、公共安全、公共秩序产生影响（通常是消极的、负面的影响）上。

其次，突发事件的公共性还体现在调动和整合全社会的人力、物力、信息等公共资源和力量上，这不仅意味着需要行政系统内部不同部门之间的协调和配合，同时意味着需要政府与社会组织及公民个人的合作与沟通，在高度信息化、复杂的现代社会里尤其如此。

最后，突发事件的公共性还体现在公共权力介入的可能性和必要性上。

（三）危害的严重性

突发事件造成的损害有直接损害和间接损害。这种损害性不仅体现在人员的伤亡、组织的消失、财产的损失和环境的破坏上，而且还体现在突发事件对社会心理和个人心理所造成的破坏性冲击，进而渗透到社会生活的各个层面。

（四）变化发展的不确定性

突发事件发生后，事态的变化、发展趋势及事件影响的深度和广度不能事先描述和确定，是难以预测的，特别是在全球化和信息化的当今世界里，这种连锁反应带来的一个直接后果就是突发事件复杂化，已经超出纯粹的经济、政治和文化范畴，变成一种含有多项内容的综合性社会危机。

（五）处置的紧迫性

紧迫性是指突发事件所反映的问题极端重要，关系到社会、组织或个人的安危，需紧急采取特别措施及时、有效地处理。随着突发事件的发展、演变，它所造成的损失可能会越来越大。因此，对突发事件的反应越快，反应决策越准确，突发事件所造成的损失就会越小。

（六）广泛的影响性

突发事件发生后，人们除了关注伤亡人数外，还密切关注事故发生原因、时间、地点等情况，从中得到启示、总结经验教训等，从而避免重蹈覆辙、悲剧重演。

二、突发事件处置及预防

（一）处置的原则

1. 以人为本，减轻危害

2. 统一领导，分级负责
3. 社会动员，协调联动
4. 属地先期处置
5. 依靠科学，专业处置
6. 鼓励创新，迅速高效

（二）突发事件的预防

建立社会预警体系，加强应急管理工作。预防是突发事件管理中最简便、成本最低的方法。各监测部门应健全监测、预测工作，及时收集各种信息，并对这些信息进行分析、辨别，有效觉察潜伏的危机，对危机的后果事先加以估计和准备，预先制订科学而周密的危机应变计划，建立一套规范、全面的危机管理预警体系，明确各部门的责任，对危机采取果断措施，为危机处理赢得主动，从而预防和减少自然灾害、事故灾难、公共卫生和社会安全事件及其造成的损失，保障国家安全、人民群众生命财产安全，维护社会稳定发展。

消毒供应中心突发事件一般与能源供应、设备设施故障、自然灾害、大量物资调配、人员安全等因素密切相关。

第二节 应急预案

应急预案又称应急计划，是针对可能的重大事故（件）或灾害，为保证迅速、有序、有效地开展应急与救援行动、降低事故损失而预先制订的有关计划或方案。它是在辨识和评估潜在的重大危险、事故类型、发生的可能性及发生过程、事故后果及影响严重程度的基础上，对应急机构职责、人员、技术、装备、设施（备）、物资、救援行动及其指挥与协调等方面预先做出的具体安排。应急预案明确了在突发事故发生之前、发生过程中及结束之后，谁负责做什么，何时做，以及相应的策略和资源准备等。

一、应急预案的含义与实施

（一）应急预案的含义

应急预案实际上是标准化的反应程序，以使应急救援活动能迅速、有序地按照计划和最有效的步骤来进行，它有以下六个方面的含义。

1. 事故预防　　通过危险辨识、事故后果分析，采用技术和管理手段控制危险源、降低事故发生的可能性。

2. 应急响应　　发生事故后，明确分级响应的原则、主体和程序，重点要明确政府、有关部门指挥协调、紧急处置的程序和内容；明确应急指挥机构的响应程序和内容，以及有关组织应急救援的责任；明确协调指挥和紧急处置的原则和信息发布的责任部门。

3. 应急保障　　是指为保障应急处置的顺利进行而采取的各种保证措施。一般按功能分为人力、财力、物资、交通运输、医疗卫生、治安维护、人员防护、通讯与信息、公共设施、社会沟通、技术支撑及其他保障。

4. 应急处置　　一旦发生事故，应用应急处理程序和方法，能快速反应处理故障或将事故消除在萌芽状态的初期阶段，使可能发生的事故控制在局部，防止事故的扩大和蔓延。

5. 抢险救援　　采用预定的现场抢险和抢救方式，在突发事件中实施迅速、有效的救援，指导群众防护，组织群众撤离，减少人员伤亡，拯救人员的生命和财产。

6. 后期处置　　是指突发公共事件的危害和影响得到基本控制后，为使生产、工作、生活、社会秩序和生态环境恢复正常状态所采取的一系列行动。

（二）应急预案的实施

1. 健全管理组织　　根据《国家突发公共卫生事件应急预案》《国家突发公共事件总体应急预案》精神，按照医院相关规定，建立医院、护理部、科室三级应急组织，并成立以科室护士长为组长，全体工作人员为成员的应急小组，成员分工明确，各负其责。

2. 制订应急预案　　根据消毒供应中心特点、危险程度和流程应用，制订严谨有效的应急预案。制订时，要让工作人员充分发表意见，集思广益，以增强应急预案的现场操作性和适用性。预案应列出在消毒供应室整个工作流程中可能会遇到的问题，如锐器刺伤、突然停水、突然停电、灭菌器故障，并针对这些问题，提出排除故障，以避免风险，使消毒供应中心工作得以正常进行。通过这个过程，既丰富了应急预案的内容，也提高了工作人员的重视和认知程度。

3. 加强应急意识　提高对应急工作的重要地位和作用的认识，要认识到应急工作不只是发生事故后的处置，也是进行科学预防的有效途径，更是落实制度，保障医疗安全的重要内容。

4. 组织全员培训　进行应急预案培训，在培训时有目的地对每一个具体预案逐个进行学习、解析，使在岗位员工对预案的每一个流程都做到熟练掌握，当风险发生时，能够用最好、最快捷的方法应对风险，从而降低风险所带来的损失。

5. 了解应急预案的掌握程度　针对性演练是落实应急预案的关键，经过理论和演练考核，加强对应急预案的掌握情况，体现应急预案的科学性和实用性。

二、消毒供应中心常见应急预案

消毒供应中心是医院的一个重要组成部分，它既是向全院提供可重复使用诊疗器械的清洗、消毒、灭菌和一次性物品发放的保障科室，又是预防和减少医院重危感染发生的科室。为保证工作质量和安全，保证临床供应，保证能快速、高效应对突发事件，将损失减少到最低程度，应制订相关应急预案。以下为某三甲综合医院消毒供应中心部分应急预案，仅供参考：

（一）停水和突然停水应急预案

1. 计划停水　接到停水通知，立即告知科内相关人员，做好停水的准备工作。

（1）将灭菌物品及一次性物品提前准备充足。

（2）优先处理急件、要件，保证急诊、重要器械的清洗。

（3）必要时通知相关科室，汇报相关部门。

2. 突然停水

（1）与相关部门联系，了解停水原因和持续时间。

（2）立即通知水管维修部门，关闭水龙头，以防突然来水，造成泛水和浪费。

（3）必要时通知相关科室，汇报相关部门。

（二）停电和突然停电应急预案

1. 计划停电　接到停电通知后，立即告知科内相关人员，做好停电的准备工作。

（1）将灭菌物品及一次性物品提前准备充足。

（2）优先处理急件、要件，保证急诊、重要器械的清洗、包装、灭菌。

（3）必要时通知相关科室，汇报相关部门。

2. 突然停电

（1）立即查看各区域内的配电箱，如跳闸应重新打开开关。

（2）与相关部门联系，了解停电原因和持续时间。

（3）关闭相关仪器，以防突然来电损坏仪器。

（4）使用应急照明设备，启用常规储存，保证正常供应。

（5）必要时通知相关科室，汇报相关部门。

（三）计划停汽和突然停汽应急预案

1. 计划停汽　接到停汽通知后，立即告知科内相关人员，做好停汽的准备工作。

（1）将灭菌物品及一次性物品提前准备充足。

（2）优先处理急件、要件，保证急诊、重要器械的清洗、包装、灭菌。

（3）必要时通知相关科室，汇报相关部门。

2. 突然停汽

（1）与相关部门联系，了解停汽原因和持续时间。

（2）调整灭菌方式，优先处理急件、要件。

（3）必要时通知相关科室，汇报相关部门。

（四）火灾应急预案

1. 根据火势情况酌情拨打院内消防科电话或院外"119"，准确报告着火地点、起火部位、火势大小、燃烧物质。

2. 在火势较小，确保安全的情况下，组织本中心工作人员使用灭火器及其他方式灭火，如电起火应关闭总电源。尽快组织疏散人员，转移贵重物资。

3. 协助维护秩序，为救援人员、救援设备进入现场创造条件。

4. 易燃易爆物品有醒目警示标识，保持安全通道畅通。

5. 设立兼职消防安全员，每日对重点设备、重点部位进行巡检并记录。

（五）泛水应急预案

1. 发现泛水时，马上关闭总水阀门，通知医院相关部门。

2. 及时寻找原因，尽快找到疏通下水管道的出口，如需要维修应立即进行。

3. 组织人员在最短的时间内转移物资，使损失降低到最小程度。

4. 泛水停止后，应对环境进行清洁和相应的消毒处理。

5. 发现设备、供水系统出现问题应及时维修，定期检修。

（六）锐器刺伤应急预案

1. 如不慎被污染的尖锐物体划伤刺破时，应立即挤出伤口血液，然后用肥皂和清水冲洗，再用碘酊、乙醇消毒。

2. 根据受伤程度进行缝合、包扎处理。

3. 应立即进行科内汇报并报告医院感染管理科，填写职业暴露表格并上报护理部备案。

4. 根据暴露情况采取相应预防措施。

（七）全自动清洗机故障处理预案

1. 立即查找清洗失败的原因，必要时逐级汇报。

2. 短时间内无法正常清洗时，立即改用其他清洗方式，并做出物资、人员调整。

3. 必要时通知相关科室，汇报相关部门。

4. 如果是机器故障，立即通知专业维修人员。

5. 维修后做好相应监测工作，并做好相关事件记录。

（八）灭菌器故障处理预案

1. 立即查找灭菌失败的原因，必要时逐级汇报。

2. 如果是由于机器故障无法灭菌，改用其他灭菌方法替代并做出物资、人员调整并立即通知专业维修人员。

3. 必要时通知相关科室，汇报相关部门。

4. 维修后做好相应监测工作，并做好相关事件记录。

（九）环氧乙烷气体泄漏预案

1. 发现环氧乙烷气体泄漏后，迅速离开现场，立即呼吸新鲜空气。

2. 如皮肤接触后，用水冲洗接触处至少15min，同时脱去被污染的衣服。

3. 如眼部接触液态环氧乙烷或高浓度环氧乙烷，至少冲洗眼部10min，同时尽快就诊。

4. 专业防护后立即查找原因，阻止气体进一步泄漏。

5. 如是机器故障，立即停止灭菌，通知专业维修人员尽快维修。

6. 做好相关事件记录。

（十）灭菌物品质量缺陷应急预案

1. 一旦发生灭菌物品质量问题，立即通知科室领导、灭菌监测人员和其他相关人员。

2. 立即停用现场灭菌物品，并妥善封存、登记。

3. 立即查找缺陷原因。如是批量灭菌、包装或清洗问题，应立即停发已灭菌物品并全部召回已发放物品。

4. 及时配送相应替代物资到涉及的使用部门。

5. 及时进行灭菌设备的检修、监测并强化各级人员的岗位职责和操作流程。

6. 完善事件记录。

（十一）地震灾害应急预案

1. 科室成立地震灾害应急小组，组长由科室负责人担任，组员为各区组长及骨干。

2. 发生地震灾害后立即启动灾害应急小组，由组长统一指挥、安排、分工。

3. 若因通讯中断无法联络，各区组长及骨干应自行第一时间到达科室集合，服从医院统一调配。

4. 组织人员检查科室所在区域的房屋有无破损及安全隐患，及时排除险情。

5. 增强各区域人力，必要时安排值班人员 24h 值守，实施重点保障，优先保证突发事件所需人力。

6. 根据需要增设或配备急救物资，如清创包、清创盘、缝合包等；一次性无菌物品库管人员应立即与厂方联系调配一次性物品，保障救灾物资的充分及时供给。

（十二）洪灾应急预案

1. 成立洪灾应急救灾小组，组长由护士长担任，组员为质控员、三区组长及骨干。

2. 发生洪水灾害后立即启动洪灾预警，由组长统一指挥、安排、分工。

3. 若因通讯中断无法联络，各区组长及骨干应自行第一时间到达科室集合，服从医院统一调配。

4. 立即组织疏散在班员工，检查科室有无漏雨、泛水，检查无菌物品和一次性物品有无受灾。

5. 增强各区域人力，必要时安排值班人员 24h 值守，实施重点保障，优先保证突发事件所需人力。

6. 检查科室库存，根据需要增设或配备急救物资，一次性无菌物品库管人员应立即与厂方联系调配一次性物品，保障救灾物资的充分及时供给。

（十三）信息系统故障应急预案

1. 立即通知各片区启用原清单，人工进行回收、填写。
2. 立即汇报并通知信息中心及时查找原因，尽快恢复系统使用。
3. 妥善保存回收清单，便于发放和账目录入。
4. 做好相关事宜记录。

第八章

消毒供应中心质量管理

质量管理是指在质量方面指挥和控制组织的协调的活动。质量管理，通常包括制订质量目标、质量策划、质量控制、质量保证和质量改进。为达到质量要求所采取的作业技术和活动称为质量控制。这就是说，质量控制是为了通过监视质量形成的过程，消除质量环上所有阶段引起不合格或不满意效果的因素，以达到质量要求而采用的各种质量作业技术和活动。

第一节 质量管理组织

医院 CSSD 由于其工作性质和内容的特殊性，在对其进行质量管理的工作中，提供更多独立性的同时，又需将其纳入到医院质量的统一管理之中。其质量管理工作由医院质量管理组织和科室质量管理小组共同组成。两者职责明确，分工协作，共同促进消毒供应中心的质量管理，完成质量管理目标。

一、医院质量管理组织

（一）医院质量管理组织的组成

医院质量管理组织由其主管部门及医院感染委员会组成，主要职责为协助建立健全消毒供应中心的质量管理组织，明确消毒供应中心管理人员的工作职责，根据国家相关要求协助建立完善消毒供应中心各项质量管理制度和标准，为其提供建设性质量管理意见并定期对其进行质量评价，与科室一起保证消毒供应中心质量管理工作，完成质量管理工作目标。

（二）医院质量管理组织的主要职责

1. 协助建立健全消毒供应中心质量标准、质量追溯等各项质量管理制度。

2. 与消毒供应中心一起，建立并完善医院消毒供应中心管理组织与科室质量管理小组沟通反馈流程，确保相关质量管理工作的传达与反馈，共同促进消毒供应中心质量管理的完善。

3. 根据国家相关要求并结合本院具体的质量管理内容，对消毒供应中心进行质量管理工作指导，促进质量管理工作的落实。

4. 在宏观层面上，参与消毒供应中心的质量管理工作，并为科室质量管理提供必要的帮助。

5. 对消毒供应中心日常工作进行监督，定期进行质量检查、评价与反馈，发现并解决问题，促进科室质量管理工作的改进。

二、消毒供应中心质量管理小组

（一）消毒供应中心质量管理小组的组成

消毒供应中心质量管理小组由科室负责人带头，各区组长及相关管理人员参与，共同为科室质量管理工作负责。实行层级质量管理方法，与科室工作人员一起，促进质量管理工作的落实，完成科室质量管理工作目标。

（二）消毒供应中心质量管理小组工作主要内容

1. 建立并完善质量管理小组—各区组长—岗位负责人—工作人员质量管理、反馈流程，便于科室质量各项工作的落实与反馈。

2. 在各工作区域内设立组长，指导、监督本区日常工作，确保各项工作按照正规流程进行。根据工作实施效果，持续地对工作质量进行判断、分析、评价、反馈，有针对性地改进工作规程和方法，促进质量管理工作的落实与完善。

3. 设立质检员，负责 CSSD 质量管理与监督工作，利用科学的手段与方法，结合科学的仪器设备对日常的工作质量进行抽查监测，并对结果进行总结、分析、反馈，及时纠正工作中的偏差，促进质量管理工作的落实与进一步提高。

4. 协助负责人开展持续有效的符合岗位需求的教育培训，设置并落实培训计划，根据最新的要求、指南，更新工作人员的知识储备，提高其工作能力，确保日常工作规范、标准得以有效落实，促进科室质量管理工作的进步与完善。

第二节　质量管理工具

质量管理是管理学科分支之一，是一门围绕管理责任的综合艺术。只有适合科室文化的管理方法才能取得较好的管理效果，达到管理目标。质量管理最重要的是需要明确的质量管理目标、理念，能够营造人人参与质量管理的氛围，从而形成科学有效的质量管理系统。消毒供应中心质量管理方法可参照企业管理的方法，实行全程、全面质量管理，使复用医疗器械达到预期质量目标，确保无菌物品安全。

消毒供应中心每天接收来自医院各临床科室的诊疗护理器械，而接收记录一直以来仅仅用作器械处理后下送至科室或成本核算的凭证。事实上，这些记录为我们提供了器械处理的全过程，也反映了每个环节的质量。接收记录、清洗记录、包装记录、灭菌监测记录等，通过对这些数据的分析，可以确定清洗合格率、包装合格率、灭菌合格率。这些数据能够反映质量管理的结果，如科学地配置去污区的工作人员、控制高度危险性器械清洗质量、分析影响清洗质量的主要因素，更能清晰地显示工作过程的质量是否在安全范围之内。

一、质控工具

（一）记录数据分析法

记录数据分析法适用于医院消毒供应中心基础的质量管理。科学设计和分析人工记录数据，用于质量控制和过程改进。

1. 分时间段统计分析　对每天所接收器械的数据记录从数量、种类、回收时间、污染程度等方面进行统计分析，通过横向或纵向的数据对比，得出本科室器械回收高峰，掌握高污染、高危险性器械的回收规律。从而对岗位进行合理安排、调整,确保工作精确高效的运行。

2. 分类统计分析　　对所回收器械从种类、数量两方面进行数据记录,用科学的方法对清洗质量进行检测、统计、分析。通过对彼此间清洗合格率的统计,结合数据记录的分析,得出各种器械存在的差异,为进一步的改进提供指导。

3. 清洗方法分类统计　　对器械清洗从清洗流程、清洗方法、清洗效果等方面进行针对性的统计分析,能发现影响清洗质量的关键环节,用这些关键环节的数据记录加上科学的实验对比得出影响清洗质量的关键因素,通过对这些因素进行改进,便能从根本上解决器械清洗中的质量问题。

(二)根本原因分析

根本原因分析是一种解决问题的方法,旨在定位产生问题的根本原因并最终使问题得到解决。这是一个系统化的问题处理过程,包括定义问题、分析原因、计划解决方案、实时解决方案、追踪反馈。

促使问题产生的原因有很多,根本原因往往隐藏在基本原因之下,包括设备因素、人为因素、系统因素、流程因素等。在工作中,对产生的问题进行分析,并对可能的原因进行记录,再分析,再记录。通过不断地发问,对所有的原因进行分析,逐渐把问题引向更深的层次,直到发现根本原因。

确定根本原因之后,就需制订与评估解决根本原因的最佳方法,从根本上解决问题。在根本原因分析这一过程中,可以找到产生问题的根本原因并加以解决,加之前期对直接原因的分析、改正,从而确保了问题的最终解决。在消毒供应中心管理领域中,根本原因分析能够帮助管理者发现组织管理、工作规程中问题的症结,对其中的偏差进行控制、改正和预防,可以使科室的管理得到整体的改善和提高。

1. 根本原因分析的工具

(1)因果分析——鱼骨图:通过分析找出问题发生的直接原因与间接原因。因为解决问题的过程与特性容易受到思维定式和原有管理方法的影响,所以提倡通过头脑风暴法,找出这些问题内在的联系,按相互关联性整理成层次分明、条理清楚并有重要标识的图形,因其形状如鱼骨,又称鱼骨图,是一种透过现象看本质的分析方法。

（2）头脑风暴法规则：绝不批评任何一个想法；快速地写下每个想法并保持思维流畅；鼓励在他人意见的基础上提出自己的想法；鼓励发散性的思考；将规则张贴在团队成员都能看见的地方，指派一个记录员将各种想法写在纸上；讨论要充满乐趣；即使是愚蠢的想法也能启发他人想到一个有用的方法。

2. 制作鱼骨图的步骤

（1）清楚地陈述问题或目标：由负责人召集相关人员组成一个工作组，该组成员必须对问题有一定深度的了解。

（2）清晰表达解决问题的过程路线：负责人将拟找出原因的问题写在黑板或白纸右边的一个框内，并在其尾部引出一条水平直线，该线称为鱼脊，在此基础上对思路做出清晰的梳理。

（3）确认3～6个主要的原因类别：画出与鱼脊成45°的直线，并在其上标出引起问题的主要原因，这些与鱼脊成45°的直线称为大骨，又称主要原因。运用头脑风暴法对引起问题的原因进一步细化，每个类别下均填写原因，并将每个原因联系到主要类别上去，画出中骨、小骨……尽可能地列出所有原因。

（4）对鱼骨图进行优化整理：针对每个原因思考其影响因素，把这些因素放在从原因出发的一条线上，整理问题与原因的层次以标明关系，由此，便能很好地描述定性的问题。

（5）选出影响因素：对最可能的原因达成一致意见，将它们圈出来，寻找那些重复出现的原因。

（6）同意采取的步骤，通过收集数据确认原因并采取纠正措施消除原因。

（三）六常法

六常法（6S）源于6个日本词汇（seiri 意为整理，seition 意为整顿，seiso 意为清扫，seiketsu 意为清洁，shitsuke 意为修养，shitsukes 意为安全），即"常整理""常整顿""常清洁""常清扫""常自律""常安全"。六常法是在生产现场中对人员、机器、材料、方法等生产要素进行有效管理的一种方法，其宗旨是从小事做起，重在坚持。它是一个由内向外、由人向物、由软件到硬件、由理论到实践、由制度到流程、由考评到自省的完整的管理体系。

拥有良好的工作场所整理计划，不但可以协助机构建立一个清洁、整齐、安全、有条不紊的工作环境，调动工作人员的积极性，强化安全意识，改变工作模式，减少差错事件的发生，保证科室供应效率，提高服务质量，还能要求员工不断提升自我价值和素质，减少或避免工作场所中由于物品放置混乱而造成的污染物品的交叉感染。

六常法是消毒供应中心对工作环境进行管理的行之有效的方法，能促进消毒供应中心建立持续改善的科室文化和良好的品质环境，能帮助工作人员养成保持工作场所整齐清洁、有条不紊的工作习惯，从而提高工作环境的安全健康水平，是一种简单易行的管理方法。

1. 常整理　对工作区域里的物品进行区分归类，将需要的物品留下，不需要的物品清理出工作区域。进行区分归类时需要考虑物品的使用频率、使用时间及物品的数量等因素。对不需要的物品还要制定处理规程如丢弃、报废或归入仓库等。

2. 常整顿　"整顿"就是将区域里的物品合理摆放以方便工作人员拿取。整顿方法：建立一套物品识别系统，将每项物品根据其数量和体积放至合理的位置并贴上清晰的标志加以区分。

3. 常清扫　不单指扫除、清理污垢这一动作，还包括在清扫的同时完成对各项设备、工具的检查。其内容为划定清扫范围；确定工作人员明白怎样清扫各自的工作区域、设施和工具；训练工作人员在清扫时懂得怎样检查各项设施及工具是否在正常状态。要确保工作区域清洁整齐又安全，应经常进行清扫工作。

4. 常清洁　是指通过清洁保持工作区域干净无污垢的状态，为此要常整顿、常清扫。其内容包括使用识别系统，张贴合适标签和使用透明盖子等目视工具以增加工作场所的透明度；找出任何影响工作环境清洁的因素并加以改善，包括对油烟、粉尘、噪声及有害烟雾等的处理；把每一项整理工作场所的工作标准化。

5. 常自律　严格遵循工作准则并将之形成一种习惯，从而创造一个具有良好安全习惯的工作场所，包括严格遵循工作程序及操作法则；亲身体会实践 6S 所带来的改善和好处；养成自发性的安全改善习惯。6S 是以修养为始终、创造良好安全文化。

6. 常安全　加强员工安全教育，要求员工养成严格的慎独精神。常安全包括医疗安全，防止医疗事故的发生；较强的应急反应能力，在最短时间内解决问题。与此同时科室应建立相关的应急预案处理流程，如火灾应急预案、锐器伤害的应急预案等；定期学习消防知识及进行消防演练。

（四）全面质量管理

所谓全面质量管理（TQM），就是对无菌物品的生产过程进行全面控制。

1. 特点　全面质量管理类似于全面质量控制（TQC）。首先，质量的含义是全面的，不仅包括产品服务质量，还包括工作质量；其次，TQC是对全过程的质量管理，不仅要管理复用物品从回收、去污、灭菌到储存发放的处置过程，还要管理其耗材的采购、工作程序的设计等相关过程。这样不但能提高CSSD物品的周转率，降低所需成本，还能够提高工作效率以满足临床科室的需求。

（1）密切关注临床科室的需要：牢固树立"患者安全第一"的思想，把服务临床、服务患者的思想贯穿到对CSSD工作流程各个环节的管理中，为患者提供优质的服务，安全的用品。

（2）持续改进："没有最好，只有更好"这是TQM永远不变的承诺，"非常好"仍然不够，质量总是能得到进一步改进的。在这种观念的指导下，CSSD只有不断地改进无菌物品的可靠性，提高服务质量，方能确保CSSD得到持续发展。

（3）提高组织中各项工作的质量：TQM采用广义的质量定义。它不仅与最终的无菌物品有关，还与回收发放等环节、快速响应科室需求、提供更优质服务等有关。

（4）精确地度量：TQM采用统计的方法度量组织作业的每一个关键变量，如器械清洗不合格数、器械组合包装不合格数、器械丢失数及湿包发生数等，然后同标准和基准进行比较以便发现问题、追踪问题，从而达到解决问题、提高品质的目的。

（5）向员工授权：对产品质量进行事前控制，在事故发生之前就将其消灭，使每一道工序都处于被控制的状态，需要管理者充分的授权。TQM广泛地采用团队形式作为授权的载体，依靠团队发现和解决问题，吸收一线的工作人员，包括护士和工人。把质量控制工作落实到每一名工作人员，让他们都关心物品质量。因此，质量管理工作不能仅仅局限于质量管理者，还应该让每一位员工参与其中，主动承担对自己工作质量的管理，使其达到质量要求，对发生的偏差主动报告并寻找解决方法，以达到全科上下一致对无菌物品准备过程质量负责的目的。

2. 管理方法　科学的质量管理，必须以数据为依托，再结合专业技术和实际情况，对存在的问题做出正确判断进而采取正确措施加以改进。在全面质量管理工作中，质量指标数据的统计与分析十分重要，但数理统计方法只是其中的一个内容，它并不能代表全面质量管理。因此，管理人员头脑中要有这样的概念：好的质量是创造出来的，不是检验（验查）出来的。全面质量管理必须通过运用PDCA循环的方法才能得以实现。

PDCA循环也称为戴明循环，是一种科学的工作程序。通过PDCA循环能够提高产品、服务或工作质量。P（plan）——计划；D（do）——实施；C（check）——检查；A（action）——处理。

第一个阶段称为计划阶段，又称P阶段。该阶段的主要内容是通过对无菌物品的需要及使用情况对临床科室进行调查，征求临床科室的意见，明确临床科室对无菌器械的质量要求，最终确定质量评价、质量目标和质量计划等。

第二个阶段为执行阶段，又称D阶段。这个阶段是实施P阶段所规定的内容，如根据质量标准从无菌物品准备工作的每个步骤进行展开，还应包括在计划执行前对工作人员的培训。

第三个阶段为检查阶段，又称C阶段。这个阶段主要是在计划执行过程中或执行之后，用以检查执行情况，判断其是否符合计划阶段的预期结果。

第四个阶段为处理阶段，又称A阶段。主要是根据检查到的结果，采取相应的措施。成功的经验加以肯定并适当推广、标准化；失败的教训加以总结，以免重现，未解决的问题放到下一个PDCA循环。

四个阶段循环往复，没有终点，只有起点。

（五）持续质量改进

1. 特点

（1）持续质量改进（continuous quality improvement，CQI）是一个过程，旨在提高产品和服务的质量。科室应始终追求最高水平的产品和服务质量以满足顾客需求，所以该过程是持续的。顾客包括患者、医生、护士、访客、管理者、CSSD 工作人员及其他部门工作人员。对 CSSD 而言，持续质量改进主要是持续提高无菌物品质量和临床各科室对 CSSD 工作人员的满意度。

（2）随着社会的进步，医疗技术、医疗标准、医疗成本及临床科室和患者的期望均有所提高。这些因素使 CSSD 必须重新评估本部门的行为方式，以确定需要怎样的改变来改善生产产品和服务的过程。

（3）质量意味着生产的产品或服务始终要符合或超过医疗护理的期望和实践标准。CQI 过程要求 CSSD 达到符合临床使用者期望的实践标准。也就是说，产品和服务的质量是由客户评定的。

（4）CQI 研究的是以正确方式做恰当的事。即做正确的事以满足临床科室和患者的期望，以适当的方式去做这些事以便达到实践标准，保障职工和患者的安全，同时维持机构的核定成本要求。

（5）CSSD 人员参与发展部门中的 CQI 过程，能够使部门为客户提供最优质的产品和服务，这是非常重要的。

2. 资料收集　可设计各种表格，明确分工、责任、目标，以提高工作效率。CSSD 日常质量监测表，每月三区质量自查表等参阅本章第三节。

二、消毒供应中心的质量标准

（一）器械清洗质量标准

器械清洗质量标准包括各类器械的检查方法、检查工具和评价标准。

1. 清洁检查方法及工具　日常检查采用目测或使用带光源放大镜对干燥后的每件器械、器具和物品进行检查。定期检查采用 ATP 酶、残余蛋白等方法抽取有代表性的器械、器具和物品进行检查，通过其定量的数值分析，科学地评价清洗的效果，从而进行清洗流程或操作规程的调整。

2. 清洗评价标准　各类器械的清洗合格评价标准，包括任意一件器械表面及其关节、齿牙处应光洁，无血渍、污渍、水垢等残留物质和锈斑，功能完好，无损毁等。评价结果是通过合格率或不合格率反映整体质量水平,并予以控制和持续改进。

(二)器械组装质量标准

器械组装质量标准包括包装前准备、功能检查、组装和闭合全过程的质量要求。

1. 器械装配的技术规程或图示　包括所有手术器械的识别、功能特点、检查及组合。

2. 核对器械的方法和要求　建立器械的核对方法、标准和内容,用图示和文字进行清晰表达。使用不同包装材料质量标准,如棉布、无纺布、医用纸或纸塑包装及硬质容器等材料的选择、检查、使用方法、放置化学指示物、闭合式或密封式包装注意事项等。

(三)包装评价标准

对照各种器械的操作规程与质量标准,进行定期或不定期的包装物品质量评价。评价结果是通过对照标准,统计包装物品合格率或不合格率,以反映包装质量的水平。

(四)灭菌质量标准

灭菌质量标准包括灭菌前准备工作的质量标准,灭菌方式的选择及灭菌程序、装载、灭菌过程监测及卸载等过程的质量标准。

1. 灭菌方式及灭菌程序　对需要进行不同灭菌方式或灭菌程序的灭菌物品,应有明确的使用原则和质量标准,质量标准包括选择灭菌程序的依据、灭菌物品的名称和类别及确定的负责人。

2. 灭菌前准备工作的质量标准　灭菌前合格放行的标准必须与本医院消毒供应中心使用的灭菌器参数达到一致,如仪表合格数据、蒸汽压力及水压、冷凝管道阀门、灭菌器门密封条和清洁炉腔及进行 B-D 测试的操作规程与质量标准。各项数据合格后方可进入灭菌过程。

3. 待灭菌物品装载标准　各种灭菌包有明确的体积、放置及装载量的质量标准,超大、超重灭菌包的质量标准应有具体手术器械包的名称、装载方法、灭菌参数、卸载检查要求及不得放行的指征等。

4. 灭菌过程质量标准　包括灭菌员工作职责与质量要求、灭菌过程的物理监测质量标准、化学监测及生物监测的操作规程与质量标准、卸装时对灭菌后物品进行确认的质量标准。

（五）无菌物品储存与发放质量标准

无菌物品储存与发放质量标准包括接收时或发放前对所有无菌物品有效性的确认标准、无菌物品存放管理的质量标准及无菌物品名称标识的质量标准。

根据质量标准，各岗位工作人员每天应将自己已完成的工作与岗位工作质量标准进行比较，出现偏差应及时查找原因；每周进行工作质量的评估、总结。对出现的问题进行分析，如发生原因（人员因素、操作方法、材料质量、设备完好性、环境因素、流程的不合理等）；对工作原始记录数据进行定期分析，包括是否符合环节质量标准、人员操作方法是否遵循操作步骤、工作规程是否科学及反馈质量的数据有无出现偏差等。质控人员定期到临床调查无菌物品使用情况，及时掌握新器械的特点及手术方式的需求，以便对其工作流程进行相应调整；做好临床科室满意度调查：满意度调查项目、调查形式及调查结果分析等，通过问卷调查的形式了解临床满意度，并不断改善服务；定期进行质量分析并开展促进质量改进的活动，以便进一步观察质量持续改进取得的效果。

第三节　常见质量控制方法及监测

一、区域作业组长质量控制操作

（一）操作目的

通过监测及督促检查质量形成过程，消除所有操作环节引起质量不合格或不满意的因素，以达到质量要求，并使工作质量得到持续改进。

（二）操作步骤

1. 去污区

（1）每日交班前巡查，包括清洗机、水压、蒸汽压是否正常，基数器械、物资交接是否清楚，有无存留未清洗物品或功能不良器械，环境整洁安全与否等，发现问题及时处理。

（2）每日对回收、分类、清洗、消毒、干燥过程的质量实施动态监控，对存在的问题及时纠正。发现器械、器具或物品清洗质量不合格应进行原因分析。分析方法见本章第二节中的"鱼骨图"。

（3）每周抽查水质质量、特殊感染处理登记情况及清洗机的日常保养情况并记录签名。

（4）每月对本区工作质量进行自查，将结果记录在《去污区质量考核评分表》上（表8-1）。

（5）每月向手术室发放工作满意度调查表，将收集的问题及时反馈给质控员。

表8-1 消毒供应中心去污区质量考核评分表

考核项目		检查内容	权重	扣分
组织管理	1	工作人员着装规范，严格执行标准防护，按要求穿戴防护用具	1	
	2	对洗涤用水有定期监测记录，各项指标符合要求	1	
	3	遵守各仪器操作规程，按要求完成设备日常维护保养并及时、准确登记	1	
	4	本区工作人员熟悉去污区相关制度及工作流程	0.5	
环境物资管理	5	各种清洗剂、消毒剂由专人配制，符合要求	1	
	6	地面、各操作台面、清洗池清洁	0.5	
	7	车辆、搁物架、定点放置	0.5	
	8	物资按计划申领，专人管理、规范存放、有定期清点记录	0.5	
感染管理	9	可重复使用器械用封闭容器，封闭回收；车辆、容器清污标识清楚	1	
	10	清洗工具用后应清洗、消毒、干燥、备用	1	
	11	特殊污染物品标识清楚，有专门处理流程，符合要求规范并有记录	1	
	12	锐器盒注明使用日期，按要求更换；消毒剂注明开瓶日期、时间	1	
操作流程管理	13	回收专人专岗，有核查登记	1	
	14	分类合理、处理规范	0.5	
回收分类清洗	15	对外服务器械按要求登记，数目吻合	1	
	16	清洗方式选择得当，清洗步骤明确	0.5	
	17	刷洗操作应在水面下进行，防止产生气溶胶	0.5	
	18	管腔器械应选择相应清洗工具并应用压力水枪冲洗	0.5	
	19	机洗装管规范，选择程序合理、清洗记录完整	0.5	

续表

考核项目		检查内容	权重	扣分
消毒干燥	20	清洗质量监测，洗涤质量抽查	1	
	21	清洗后的器械、器具和物品应进行消毒处理	1	
	22	消毒方法选择合理、有效	0.5	
	23	干燥方法选择得当	1	
	24	管腔器械应使用气枪或95%乙醇进行干燥	1	
	25	对外服务态度端正，规范操作，严格查对	1	
得分				

注：满分100分，单项得分=标准分×权重（标准分：好=5；较好=4；一般=3；较差=2；差=1）

考核人_____　　　　　考核时间_____

存在问题	改进措施	效果

2. 检查包装及灭菌区

（1）每日交班前巡查，巡查内容环境整洁安全与否，物资交接是否清楚，有无存留清洗未包装物品或功能不良器械，光源、封口机、条码打印机、追溯系统是否正常，发现问题及时处理。

（2）每日对清洗物品卸载、器械检查、保养及包装过程的质量实施动态监控，对存在的问题及时纠正。

（3）每日至少抽查待灭菌包2个，检查器械的清洗保养、性能、数量等是否符合包装质量要求。

（4）随时动态监控环境的洁净状态，确保空气、物表符合国家卫生标准。

（5）每周抽查包装材料质量，确保包装材料符合国家相关标准。

（6）监控包装操作人员是否规范操作，合理调配操作人员，合理分配工作，确保急件流程顺畅。

（7）督促理论教学和操作培训，确保操作者的工作能力能较好地完成任务。

（8）每月对本区工作质量进行自查，将结果记录在《检查包装及灭菌区质量考核评分表》上（表8-2）。

第八章 消毒供应中心质量管理 ·107·

表 8-2 消毒供应中心检查包装及灭菌区质量考核评分表

考核项目		检查内容	权重	扣分
组织管理	1	工作人员着装规范，手符合卫生学标准	0.5	
	2	按质控标准定期自查并记录完善	0.5	
	3	差错事故、不良事件按要求汇报和记录	1	
	4	器械包流程规范、定期抽查	1	
环境物资管理	5	检查包装及灭菌区空气正压、无逆流，空气、物表符合卫生学标准	0.5	
	6	操作台面、地面清洁，无水渍、异物，动态环境好	0.5	
	7	车辆、篮筐、搁物架、容器清洁干燥、放置位置规范	0.5	
	8	物资专人管理、按计划申领，无欠缺、积压	1	
	9	清洗工具用后应清洗、消毒、干燥备用	1	
	10	贵重物资定期清点，有交接记录	1	
专科业务管理	11	熟悉科室核心制度及操作流程	1	
	12	熟悉交接班制度，交班报告书写规范	1	
	13	器械与布类分室包装、无交叉	0.5	
	14	合理评估每日布类用量，正确发送和收取邮件	1	
	15	下筐符合要求，动作轻柔，器械无混淆、损伤	0.5	
	16	使用目测、放大镜等方式对物品进行清洗质量检查，抽查待灭菌包5个	0.5	
操作流程管理 检查保养包装	17	器械性能检查规范、符合要求	0.5	
	18	器械保养符合要求，使用水溶性润滑油，特殊器械拆卸保养	0.5	
	19	器械双人查对，规格、数目正确，无多件、少件	1	
	20	锋利尖端有合理保护，管道类盘旋直径合适	1	
	21	纺织用物一用一洗，无破损、污渍，检查后使用	0.5	
	22	包内、包外监测指示物放置齐全，选择正确	1	
	23	包装材质选择适宜，包装方法正确	1	
	24	清单执行正确规范，无遗留和差错，外标识符合要求	1	
	25	外消服务规范操作，严格查对制度	1	
		得分		

注：满分100分，单项得分=标准分×权重（标准分：好=5；较好=4；一般=3；较差=2；差=1）

考核人_____　　　　　　考核时间_____

存在问题	改进措施	效果

3. 无菌物品存放区

（1）每日无菌物品发放前，检查生物监测结果、物理参数、化学监测情况，确保灭菌合格，物品安全。

（2）检查无菌包标识、包装完好性、清洁度、干燥度，确保合格。

（3）每日对灭菌物品的装载卸载、无菌物品的储存和发放过程实施动态监控，对存在的问题及时纠正。

（4）每日督促检查灭菌器和车辆车架的日常维护及保养情况。

（5）每周检查灭菌过程的物理监测、化学监测、生物监测的记录和资料是否完整、齐全并签名。

（6）每月对本区工作质量进行自查，将结果记录在《无菌物品存放区质量考核评分表》上（表8-3）。

（7）每月应到临床科室发放工作满意度调查表。根据医院设立临床医疗单元的多少，发放科室数至少应在科室总数的一半以上；年初拟定全年调查计划，交叉轮流调查，确保调查效果。将收集的问题及时反馈给质控员。

表8-3　消毒供应中心无菌物品存放区质量考核评分表

考核项目		检查内容	权重	扣分
组织管理	1	本区工作人员熟悉灭菌流程、标准及相关核心制度	1	
	2	工作人员着装规范，符合行业标准，注意手的卫生，取放无菌物品前后应洗手	1	
	3	差错事故、异常事件按要求汇报和记录，临床科室无投诉。临床满意率达90%以上	1	
环境管理	4	一次性无菌物品管理制度符合要求，空气消毒登记齐全	0.5	
	5	环境整洁，管理规范，符合卫生学要求。各种车辆清洁、干燥，定点放置	1	
灭菌器管理	6	灭菌器表面清洁干燥，无积尘，检修舱地面清洁整齐	1	
	7	设专人操作，取得国家相应执业资格，且无失效	1	
	8	做好日常维护保养，各项记录按计划完成，登记及时、准确、无漏项	1	
	9	灭菌器各种资质符合国家相关标准，并有年检报告且无失效	1	
操作灭菌流程管理	10	检查一个压力蒸汽灭菌包的包外观、指示带、指示卡变色情况	0.5	
	11	检查一个环氧乙烷灭菌包的包外观、指示带、指示卡变色情况	0.5	
	12	检查一个等离子灭菌包的包外观、指示带、指示卡变色情况	0.5	
	13	抽查一个灭菌物品，装载卸载符合要求，无湿包，外标识符合要求	1	

续表

考核项目		检查内容	权重	扣分
储存	14	灭菌质量效果监测指标符合要求，专人管理，记录完整，资料齐全	1	
	15	物品摆放符合标准要求、标识清楚	1	
	16	一次性物资拆除外包装后进入发放区	0.5	
发放	17	各类常规物品及抢救物品，分类存放，标识清楚，保证及时供应	1	
	18	发放遵循先进先出的原则	1	
	19	每日交接班，做好查对，无过期包、湿包及无灭菌标识的包发出	1	
	20	下收、下送及时，管理规范，无欠物、漏收、漏送、错送	1	
	21	严格按清单发放，发放后签名确认	0.5	
	22	无菌物品存放区物品无逆流，无菌物品一经发出，一律不得再回本区	1	
	23	对外服务	1	
		得分		

注：满分100分，单项得分=标准分×权重（标准分：好=5；较好=4；一般=3；较差=2；差=1）

考核人_____   考核时间_____

存在问题   改进措施   效果

（三）注意事项

1. 各项质量检查严格按照质控标准进行。
2. 各项质量监测严格遵守相应操作规程。
3. 发现问题及时处理、汇报、反馈，灵活运用管理工具辅助管理。
4. 人员的有效培训、岗位的合理设置、设备的科学配置及维护保养、用物及环境良好等是质量合格的有效保障。

二、质控员质量控制操作

（一）操作目的

通过监测及督促检查质量的形成过程，消除所有操作环节引起质量不合格或不满意效果的因素，以达到质量要求，并使工作质量得到持续改进。

（二）操作步骤

1. 交班前，巡查区域环境，有无未处理物品。巡查重点是发放，查看无菌物品质量、发放数量、装载质量、配送单位等。植入物和植入性手术器械应在生物监测合格后发放。

2. 及时处理交班报告内的异常问题，每日动态巡检清洗、包装及灭菌工作流程，对存在的问题及时纠偏并记录。

3. 每天抽查待灭菌包2~3个，目测加放大镜检查物品的清洗质量、性能及包装质量等，将结果记录在日常质量监测记录本上（表8-4）。

4. 每天随机抽检一天灭菌过程的物理监测、化学监测、生物监测的记录和灭菌质量，并将结果记录。

5. 每周对清洗后手术器械的清洗效果用ATP生物荧光检测仪抽检5~10件并将结果进行记录。

6. 每月组织进行一次全科工作质量检查，由全体质控小组成员参加。

7. 按照三区质量考核评分标准逐一检查，将结果汇总总结并记录在《临床护理质量控制手册》上。

8. 每月对手术室和临床科室反馈的意见进行汇总，与质控小组及护士长讨论，制订相应的改进措施并对效果及时跟踪。

9. 对巡查、督导过程中发现的问题进行原因分析，提出改进措施并指导实施。

表8-4 消毒供应中心质量监测记录

	抽查项目	存在问题	改进措施	效果评价	签名
清洗质量	管腔类器械				
	手术器械类				

续表

抽查项目		存在问题	改进措施	效果评价	签名
	器皿类				
	植入物				
	ATP 检测				
包装质量	闭合/密封完好性				
	性能规格数量/其他				
灭菌质量	物理监测/化学监测/生物监测				
	装载/卸载				
	湿包/破包/标识				
查对制度执行情况	去污区/检查包装灭菌区/无菌物品发放区				
区域工作	查对制度执行情况				

（三）注意事项

1. 根据 WS310.3—2016 "清洗消毒及灭菌效果监测标准"要求，CSSD 应设立专职质控员。
2. 质控员应不断学习专业知识，以确保质控员质控能力和质控质量。
3. 各项质量检查应严格按照质控标准进行。
4. 各项质量监测应严格遵守相应操作规程。
5. 发现问题及时汇报反馈。
6. 整理质控资料，注意是否完整齐全。

三、护士长质量控制操作

（一）操作目的

通过监测及督促检查质量形成过程，消除所有操作环节引起质量不合格或不满意效果的因素，以达到质量要求，并使工作质量得到持续改进。

（二）操作步骤

1. 每周应计划周一到周五督促的重点，如各种记录、监测、物质、账务、教学培训等，以保障质控质量。

2. 每天至少4次或不定时对各个作业区的重点薄弱环节进行抽查，发现偏差，及时指导和纠正。

3. 对反复发生有规定、有流程、有制度但不认真执行的人员应使用有效的质控工具或强制管理手段，如微信、信息栏公示、与绩效挂钩等。信息栏公示时可使用图标，同时注明批评或表扬事件和原因（图8-1，图8-2）。

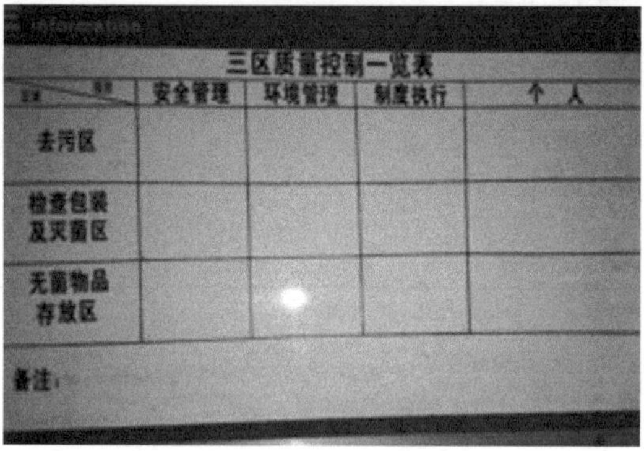

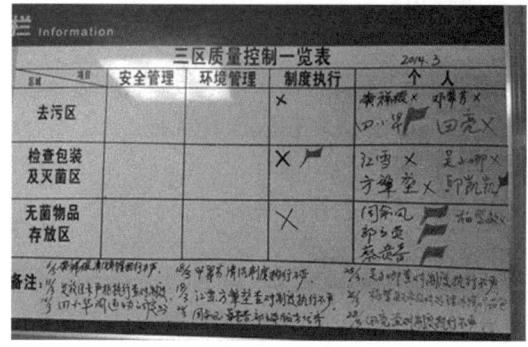

图8-1 信息公示栏

图8-2 有图标的信息栏

4. 每日晨交班会上对抽查发现的问题提出建议和解决措施，同时，将此问题的处理流程写成文档保存，并用短信发送至全科员工，使得人人知晓，实现无缝管理，避免再次发生同样的问题。

5. 每周一次的管理小组会议，护士长应对本周作业组长和质控员在质控过程中发现的问题进行梳理总结，提出解决方案，包括优化流程；向职能部门请求支持；充分运用科室文化建设的力量，如编写阅读质控小故事等以提高个人职业素养，为工作质量提供保障等。

6. 每月组织召开一次质控会议，对本月质控过程中发现的问题进行统计分析，并提出下月质控重点。

7. 每月将质控检查结果通过信息栏和网络超信反馈给全科员工，并将科室位列前三位的质量缺陷、改进措施及效果上报护理部。

8. 每月及时处理护理质量反馈表上的问题（表 8-5），这些问题是护理部质控科巡查临床一线发现的，护士长应高度重视并采取有效措施。

表 8-5　PDCA 简表（持续质量改进记录样表）

一、监测项目	
二、预期目标	
三、负责人	
四、起止日期	
五、监测情况	
六、问题叙述	
七、原因分析	
八、是否展开调查与改进：□展开 PDCA 调查与改进　　□偶发性异常，不需要调查	
计划（plan） 1. 2. 3. ……	实施（do） 1. 2. 3. ……
处理（action） 1. 2. 3. 改进后监测追踪	检查（check） 1. 2. 3.

（三）注意事项

1. 护士长在质控过程中，应注意善用沟通技巧，做到有效沟通。强调多倾听，善表达。发挥员工正能量，保障工作质量。

2. 各项质量检查严格按照质控标准进行。

3. 各项质量监测严格遵守相应操作规程。

4. 应有效应用质量控制工具，如数据记录、直方图、查检表、柏拉图、雷达图等进行统计分析，采用 PDCA 方法（表 8-5～表 8-7），提出科学实用的问题解决方案。

5. 发现重大问题或不良事件，应按医院相关流程及时向有关部门汇报，同时，积极按医院要求采取有效措施，防止事件扩大或恶化，保障医疗安全（表 8-8）。

表 8-6　PDCA 简表（案例分享）（CSSD 持续质量改进记录表）

一、监测项目	湿包					
二、预期目标	零湿包					
三、负责人	×××		四、起止日期	2014 年 1 月～2014 年 2 月		
五、监测情况	日期	1.03	1.04	1.10	1.17	1.24
	湿包个数	1	2	0	0	0
六、问题叙述	2014 年 1 月 3 日，手术室反映股骨肿瘤膝器械开包后有肉眼可见的水珠；1 月 5 日 CSSD 护士长夜班自查发现：2 个关节置换器械包外包装手感潮湿，开包后器械上有明显水渍。					
七、原因分析	湿包的产生与蒸汽质量、供气管道、灭菌器性能、停水停电、包装、装载、卸载及储存环境等多种因素相关，湿包已成为国内外近 20 年来非常关注的问题，有湿包现象即判定无菌包不合格。近期连续两次湿包主要与烘干时间短、冬天环境温度低造成温差大等因素有关。					
八、是否展开调查与改进：□展开 PDCA 调查与改进　　□偶发性异常，不需调查						

计划（plan）	实施（do）
1. 湿包相关知识培训。 2. 骨科器械大包增加吸湿巾。 3. 规范装载。 4. 延长烘干时间。 5. 维持发放区恒温。	1. 要求包装人员包装前严格检查物品干燥情况，组长随时抽查。 2. 对容易产生冷凝水的骨科器械包内使用棉布等吸湿性强的布巾加垫或包裹。 3. 规范装载，包与包之间应有空隙。 4. 灭菌循环完成后，器械在锅内停留 10min，出锅后停留 30min。 5. 发放完毕，及时关闭卷帘门。
处理（action）	检查（check）
1. 标准化：反复学习湿包产生原因、预防与处理措施，要求人人掌握规范操作。 2. 持续监控：护士长及质控每天巡查，发现不规范操作，及时纠正，或全科通报；每月总结当月存在问题，将问题纳入下月工作重点。	1. 知晓湿包预防措施。 2. 人员规范操作。

改进后监测追踪	日期	1.10	1.17	1.24	2.01
	湿包预防措施知晓率（%）	97	100	100	未查
	规范操作率（%）	100	100	100	未查

表 8-7 PDCA 详细表

护理持续质量改进——PDCA 详细版
——×××（问题描述）

PDCA 是护理质量持续改进的重要管理工具，临床护理工作中出现的高频率、高风险、严重后果或重大影响的事件，都应当运用 PDCA 来改善，并做好记录。

一、P（plan，计划）
（一）分析现状（应当有数据支撑）。
（二）提出问题，确定本次需解决的主要问题。
（三）诊断原因。
（四）制订工作计划和具体措施，条款式罗列。
（五）预期目标：列出观察指标，并应有数据目标。

二、D（do，执行）
（一）成立组织。
（二）人员及分工。
（三）运行程序（按照计划实施的具体内容）。
（四）记录。

三、C（check，检查）
（一）整改后搜集的资料（需有数据支撑）。
（二）满意程度。
（三）纠正措施。
（四）预防措施。

四、A（action，处理）
（一）将实施结果对照目标，进行效果评价，需有结论性的意见。
（二）如果达到既定目标，则固化整改后的措施、制度、规范，并推广；如果没有达到目标，应讨论修订、进入下一个 PDCA 循环。

五、支撑材料
（一）PDCA 过程中制订/修改的相应制度、规范、流程。
（二）PDCA 前后的数据搜集原始资料。
（三）培训记录、会议记录、签名等。

表 8-8 ××医院护理质量考核情况反馈表

科室：消毒供应中心

考核项目	护理管理、专项检查	考核时间	×年×月
主要存在问题	护理管理： 1. 回答出入库查对制度时漏回答"查厂家批号"。 专项-危急值管理： 2. 个别护士回答危急值制度和流程时有遗漏。		
科室改进措施	1. 要求各作业区根据各区特点查对制度内容，每周培训，组长和护士长随时抽查，做到人人掌握。 2. 要求 CSSD 护士应重视医学基础知识与护理相关危急值和流程的掌握。每周组织全体护士学习一次。反复培训，确保人人过关。		

续表

考核项目	护理管理、专项检查	考核时间	×年×月
改进效果自评	已改进条目：1、2 部分改进或需持续改进条目（请说明原因）： 未改进条目（请说明原因）：		
持续质量改进			

注：本表反馈内容只反映抽查当时的情况。

×年×月×日

四、质 量 监 测

质量监测是开展质量管理的重要工具。质量监测技术包括监测方法、监测对象、监测频次、采样操作及培养、监测结果判定和处理、记录等相关知识和技能。随着消毒供应中心的发展，对质量监测的认识也发生了相应的变化，监测对象更加全面，从单纯灭菌的终末质量监测，扩展到与灭菌质量相关的再处理全过程的控制和监测。根据 WS310.3-2016 的规定，消毒供应中心应建立清洗、消毒、灭菌过程的监测。过程的监测包含了影响终末质量的重要因素。

消毒供应中心质量监测依据是国家卫计委颁发的 WS310—2016 的规范要求及各项消毒物品、器械产品说明书。

（一）清洗、消毒质量监测

清洗、消毒质量监测包括器械清洗和消毒的质量标准、影响器械清洗和消毒质量的主要因素、器械清洗和消毒质量的监测工具。

1. 器械清洗、消毒的质量标准　清洗质量标准包括各类器械的检查方法、检查工具和评价标准。

（1）清洗质量检查方法及工具：日常检查是目测或使用带光源放大镜对干燥后的每件器械、器具和物品进行检查。定期检查是采用 ATP 酶、残余蛋白等方法抽取有代表性的器械、器具和物品进行检查，通过其定量的数值分析，科学地评价清洗的效果，从而进行清洗流程或操作规程的调整。

（2）清洗评价标准：各类器械的清洗合格评价标准，包括任意一件器械表面及其关节、齿牙处应光洁，无血渍、污渍、水垢等残留物质和锈斑,功能完好,无损毁等。评价结果是通过合格率或不合格率反映整体质量水平,并予以控制或持续。

(3)消毒评价标准:器械消毒处理,包括污染器械清洗后,进行消毒的过程及方法。器械消毒应达到高水平消毒的质量,即污染器械上自然微生物数量减少90%以上,并不得检出病原微生物。根据GB15982—2012【医院消毒卫生标准】规定,中度危险性器械的菌落数≤20CFU/件(CFU/g 或 CFU/100cm^2),不得检出致癌性微生物;低度危险性器械的菌落数应≤200CFU/件(CFU/g 或 CFU/100cm^2),不得检出致病微生物。WS310.2 中的 4.4 条款规定,耐湿、耐热的器械、器具和物品,应首选热力消毒或灭菌方法。

(4)湿热消毒监测:主要对象是消毒设备运行维持消毒温度和时间的参数及设备效能。监测标准根据 WS310.3—2016 中的 5.4.3 规定消毒后直接使用的诊疗器械、器具和物品,湿热消毒温度≥90℃,时间≥5 min 或 A_0 值≥3000;消毒后继续灭菌处理的,其湿热消毒温度应≥90℃,时间≥1min 或 A_0 值≥600(表 8-9)。

表 8-9 湿热消毒的温度与时间

湿热消毒方法	温度(℃)	最短消毒时间(min)
消毒后直接使用	93	2.5
	90	5
消毒后继续灭菌处理	90	1
	80	10
	75	30
	70	100

2. 影响器械清洗、消毒质量的主要因素

(1)物品本身的复杂性,如管腔和表面不光滑的物品很难清洗。

(2)污染微生物的数量和类型,污染越重和黏附性越强的物品清洗难度越大。

(3)物品上残留有机物的数量和状况,有机物越多、物品上有机物干涸时间越长,则越难清洗。

(4)应根据物品的材质、结构等选择适合的清洗方式和相应适宜的清洗工具。

（5）清洗剂的选择，根据物品污染的种类选择适宜的清洗剂。

（6）消毒液现配现用。

（7）彻底清除器械、器具、物品上的有机物，再进行消毒处理。

（8）水质及水温，根据清洗的方式及步骤选择适宜的水质和水温。

（9）工作人员的规范操作和责任心。

3. 器械清洁质量的监测工具

（1）器械清洁质量检查是手术器械质量的重要环节，器械的常用检查方法主要有目测检查（包括肉眼观察或用放大镜观察）。

（2）ATP生物荧光法检测：用荧光素酶法（生物发光法）来检测活性生物中所含的ATP，ATP只有在活的生物体内才会存在。细胞或组织死亡后，其原有的ATP会自然降解而消失。

（3）残余蛋白质检测、微生物学检测、生物膜测试法等利用血红蛋白所具有的假过氧化氢酶活性这一特性来进行检测。血红蛋白的假过氧化氢酶活性将底物过氧化氢分解，产生氧，TMB（无色）在氧的作用下发生聚合，形成蓝色化合物。

（4）各类器械清洗后应符合WS310.1—2016中相关质量标准。

（二）包装质量监测

包装质量具有无菌屏障系统，包括预成型无菌屏障系统和无菌屏障系统。其目的在于建立无菌屏障，保证灭菌因子的穿透，确保器械、物品灭菌后待使用、利于储存、方便运输。包装质量监测主要是对包装质量评价标准和影响包装质量的因素进行检验监测。

1. 包装质量评价标准　包装技术包括装配、核对、包装、封包、注明标识等步骤。包装应符合GB/T19633的要求。常用的包装材料有一次性医用无纺布、医用皱纹纸、纺织品、纸塑复合袋、硬质容器、特卫强包装袋。医院购进包装材料时，制造厂家应提供检测合格证书，医院相关管理部门和使用部门应定期进行质量审核。

密封式包装：通常采用热封方法，应用封口机进行热力封口。包装时尽可能排出袋内空气，密封口处确保密封式均匀完整、无缝隙、完全密封。封口处密封宽度≥6mm；包内器械距离包装袋封口处≥2.5cm。

闭合式包装：采用合适的包装材料，形成折叠弯曲路径，并采用专用配件封闭。合格的闭合式包装必须有灭菌指示标志，包内物品或器械体积不能过大、过重。下排式压力蒸汽灭菌器：灭菌包体积不宜超过 30cm×30cm×25cm。脉动预真空压力蒸汽灭菌器：灭菌包体积不宜超过 30cm×30cm×50cm。敷料包不超过 5kg，器械包不超过 7kg，胶带封包应松紧适宜，封包严密，确保闭合完好性。

2. 影响包装质量的因素

（1）包装质量缺陷：无相应的器械装配技术规程或图示，操作人员核对不仔细，导致器械包的名称与内容物、灭菌日期与实际日期、使用的包装材料所规定的日期与失效日期等不相符。

（2）包装方法不正确：由于包装人员对器械包装质量标准不熟悉，未将器械与敷料分室包装。灭菌包不符合 WS310.2—2016 医院消毒供应中心清洗消毒及灭菌技术操作规范的相关要求。

（3）包内器械质量不合格：器械物品不洁净、器械老化、有锈迹，锐利器械如穿刺针弯曲、针头有勾，橡胶类物品老化、管腔内不洁，发生原因主要是医院消毒工作室缺少必要的设备和设施，工作人员不按清洗规程进行清洗，器械检查负责人工作不认真，查对制度执行不严格等。

（4）包内器械物品不配套：手术器械等常用包装内容物欠缺率较高，这是由于工作量大、工作重复性强又要求工作人员高度的准确性，工作人员易出现疲劳、烦躁等负性情绪，造成质量缺陷。

（三）灭菌质量的监测

灭菌过程无法用肉眼或其他直接的方法进行监测，只能通过间接的手段对其过程进行监控，确保灭菌质量的合格。灭菌质量监测包括物理监测、化学监测和生物监测。这 3 项监测各有特点，必须综合分析 3 种监测方法的结果，以确保灭菌的合格。

1. 灭菌质量监测分类

（1）物理监测即工艺监测又称机械性能监测，灭菌器装置所有的温度表、压力表、真空表，可以指示温度、时间、压力是否达到标准。此项监测仅能指出设备本身的机械状况，不能说明物品是否完全灭菌。

（2）化学监测是指利用某些化学物质针对某一杀菌因子的敏感性，使其发生颜色或形态的改变，以指示杀菌因子的强度（浓度）和（或）作用时间是否符合灭菌处理要求。一项监测可反映每个包的灭菌过程及灭菌条件是否达到。

（3）生物监测是唯一用含有活的微生物（芽孢）对该灭菌过程进行监测和挑战的监测技术。它能够直接反映该灭菌过程对微生物的杀灭能力和效果。

2. 灭菌质量监测结果判定

（1）物理监测：按照 WS/T367—2012《医疗机构消毒技术规范》和生产厂家的使用说明，对物理监测数据进行判读。合格的物理监测数据应作为灭菌过程监测数据中的重要组成部分，与其他监测手段的检测结果共同对灭菌质量进行评价。不合格的物理监测数据，应认定该灭菌批次灭菌失败。

（2）化学监测：通过包内化学监测可发现不正确包装、装载过紧、装载过密和灭菌器故障等问题。用于考核每个包的灭菌状态。使用者打开包裹后，应首先观察包内化学指示卡是否达到产品合格要求；如变色合格，则该包可以使用；如变色不合格，则该包不能使用。卡需根据厂家的使用说明来观察化学指示变色情况。

（3）生物监测：普通生物指示剂可通过目测进行判读，如培养基变为黄色，则生物指示剂监测为阳性；如培养基颜色不变，则生物监测为阴性。如使用快速生物监测技术，应按照厂家的使用说明书和卫计委快速生物监测相关的批件要求进行操作和结果判定。

3. 影响灭菌监测结果的因素

（1）环境因素对耐热性的影响：环境因素会在细菌形成芽孢的过程中影响孢子的耐热性；对于已形成的芽孢，其耐热性也与溶液浓度、水分（相对平衡湿度）、pH 等环境因素相关；此外，对芽孢有损伤或抑制作用的理化因素也会影响芽孢的耐热性。例如，环境的 pH 偏酸性或偏碱性（超出 6.0～8.0）时，或在高浓度磷酸盐中或盐水中形成芽孢时，其耐热性降低；在温度较高并有二价阳离子（如 Ca^{2+}、Fe^{2+}、Mg^{2+}、Mn^{2+}）存在的环境下，芽孢的耐热性增强。芽孢是否处于包藏态也是影响其耐热性的重要因素，包藏在晶体或有机物内的芽孢，其耐热性通常明显高于一般非包藏态的芽孢。

（2）灭菌参数及相关性

1）D 值—微生物耐热参数。指一定温度下将微生物杀灭 90%或使之下降一个对数单位所需的时间（min）。D 值越大，在该温度下微生物的耐热性越强,越难被杀灭。对某一种微生物而言,在其他条件保持不变的情况下,D 值随温度的增大而减小。

2)Z 值—灭菌温度系数。指某一微生物 D 值变化一个对数单位,灭菌温度应升高或下降的度数。Z 值被用于定量地描述微生物对灭菌温度变化的敏感程度,Z 值越大,微生物对温度变化越不敏感,通过升温来加速杀灭微生物的收效越不明显。

(3)灭菌物品的装载:不同的灭菌方式有不同的装载要求,应根据行业标准要求和厂家指导说明规范合理装载。装载的方式、使用的装载工具及操作人员的规范性等都直接影响最终的灭菌质量。

(4)设备的维护保养:规范地进行设备日常和定期的维护保养对保障灭菌效果、延长设备使用寿命都非常重要。

(5)真空度:对于饱和蒸汽来说,其压力与温度呈线性对应关系,如果灭菌器的真空度不够,空气排出不完全而混在蒸汽中,这种线性关系则会被破坏,即在相同的压力下其温度会低于饱和蒸汽,混入的空气越多,温度越低,无法达到灭菌的温度要求。饱和蒸汽冷凝时会释放出潜热传递给被灭菌物品,加速了微生物的死亡。如果存在未排出的空气,当蒸汽冷凝时,不凝气体会在液膜表面聚集形成气膜,在蒸汽到达液膜表面冷凝前,必须先以扩散的方式通过这层气膜,相当于额外附加了热阻,而且气体的导热系数小,使蒸汽冷凝的对流传热系数大大下降,对蒸汽的冷凝给热有较大影响;当热蒸汽中有 1% 空气时,其传热系数降低 60%。此外,混有空气的热蒸汽无法穿透被灭菌包裹到达中心位置,包裹内部温度达不到灭菌要求,会导致灭菌失败。

由此可见,真空度是衡量脉动真空灭菌器性能的重要指标,在通常情况下进行 3~4 次脉动真空即可满足对真空度的要求。而真空泵的性能是影响灭菌器真空度的直接因素,真空泵以水为介质,为保证其正常工作,要求水温小于 25℃、水压为 0.2~0.4MPa。

(6)蒸汽质量:除了与蒸汽的饱和度相关外,还由干燥度决定。干燥度是蒸汽与其中所含液态水的比例,脉动真空灭菌器需要干燥度不小于 0.9 的饱和蒸汽(即含水量不超过 10%),金属负载状态下要求干燥度不小于 0.95,以保持温度与压力呈线性关系。过湿的蒸汽含液态水过多,导致不饱和蒸汽的产生,释放潜热少并可能产生湿包;过干的蒸汽不含液态水,在获得能量后变为过热蒸汽而非饱和蒸汽,同样影响灭菌效果。

饱和蒸汽容易凝结,在传输过程中如有能量损失,蒸汽中便形成液滴或液雾,因此在传输过程中应注意管道的保温,而且在屏障设施的设计阶段就应注意尽量减少蒸汽传输的距离,力求降低饱和蒸汽的能量损失,保证蒸汽质量。启动灭菌程序前应查看气源压力(0.3~0.5MPa)并排出管道中的冷凝水,如无法避免长距离送汽,最好安装汽水分离器。

4. 灭菌质量监测标准　包括灭菌前准备工作、灭菌方式的选择、灭菌程序、装载、灭菌过程监测及卸载等过程的质量标准。

(1)灭菌方式及灭菌程序:对需要进行不同灭菌方式或灭菌程序的灭菌物品,应有明确的使用原则和质量标准,质量标准中包括选择灭菌程序的依据、灭菌物品的名称和类别及确定的负责人。

(2)灭菌前准备工作的质量标准:灭菌前准备工作的标准必须与本医院 CSSD 使用的灭菌器参数一致,如仪表合格数据、蒸汽压力及水压、冷凝管道阀门、灭菌器门密封条和清洁炉腔及进行 B-D 测试的操作规程与质量标准。各项数据合格后方可进入灭菌过程。

(3)待灭菌物品装载标准:各种灭菌包有明确的体积、放置及装载量的质量标准,对超大、超重灭菌包的质量标准应有具体手术器械包的名称、装载方法、灭菌参数、卸载检查要求及不得放行的指征等。

(4)灭菌过程质量标准:包括灭菌员工作职责与质量要求,灭菌过程的物理监测质量标准、化学监测及生物监测的操作规程与质量标准,卸装时对灭菌后物品进行确认的质量标准。

5. 无菌质量储存监测与发放质量标准　包括接收时或发放前对所有无菌物品有效性的确认标准、无菌物品存放管理的质量标准及无菌物品名称标识的质量标准。

根据质量标准,各岗位工作人员每天应将已完成的工作质量与岗位工作质量标准进行比较,出现偏差应及时查找原因;每周进行工作质量评估、总结;对出现的问题进行分析,如发生原因(人员因素、操作方法、材料质量、设备完好性、环境因素、流程的不合理等);对工作原始记录数据进行定期分析,包括是否符合环节质量标准、人员操作方法是否遵循操作步骤、工作规程是否科学及反馈质量的数据有无出现偏差等。质控人员定期到临床调查无菌物品使用情况,及时掌握新器械的特点及手术方式的需要,对其工作流程进行相应调整。做好临床科室满意度调查：满意度调查项目、调查形式及调查结果分析等，通过问卷调查的形式了解临床满意度，并不断改善服务。定期进行质量分析并开展促进质量改进的活动，以便进一步观察质量持续改进取得的效果。

第四节 质量追溯

根据质量管理体系的要求，所有操作过程均应以书面形式记录下来，对一个合格的器械进行再处理包括物品的接收、分类、清洗、消毒、检查、包装、灭菌、储存和发放等过程，工作人员应严格按照标准的操作规程进行分工协作；同时对上述操作过程中的每一个环节应有质量控制的工作记录，以减少工作失误，便于经验总结；当发生问题时，能通过各个环节的记录，快速、准确查找原因，及时追回尚未使用的灭菌物品，以提高工作质量，保障患者的安全，实现可追溯。

一、无菌物品质量追溯的意义

无菌物品质量追溯是通过采用手工记录或信息管理系统（条码标签或芯片标签），实现对无菌物品回收、清洗、打包、灭菌、储存、发放、使用全流程质量信息的跟踪。

通过建立质量追溯系统，加强医院消毒供应中心无菌物品清洗、消毒、灭菌质量与发放、回收质量管理。规范消毒供应中心操作流程，召回制度为无菌物品使用安全提供了质量保障，避免无菌物品质量问题引发的医院内感染。

二、质量追溯的实施方法

（一）建立召回制度

制订无菌物品管理召回制度，明确召回物品的程序、召回问题查找、改进及分析报告内容等；明确实施召回过程中相关部门和临床的工作流程与责任。

物品召回是无菌物品管理工作的应急处理方案。从召回形式上可分为主动召回和被动召回，其两者问题性质有所不同。主动召回是消毒供应中心发现灭菌生物监测结果阳性问题后进行的物品召回,此类召回物品的性质应属于质量管理和风险控制措施。被动召回是若出现患者感染问题所致的感染而进行的物品召回,此时进行召回的性质及问题处理与前者有原则性的区别。

(二)建立清洗、消毒、灭菌操作的过程记录

消毒供应中心应制订清洗、消毒、包装、灭菌操作全过程的详细记录。记录表格设计应体现工作流程中的关键参数,根据记录信息分析和查找质量问题。质量追溯使用的基本表格包括以下内容。

1. 污染物品回收清点记录。
2. 每批次清洗器械、器具、物品的目测检查记录。
3. 灭菌器运行操作记录,记录运行观测和监测结果等内容;记录主要内容包括灭菌日期、灭菌器编号、批次号、装载的主要物品、灭菌程序号、主要运行参数、操作员签名或代号及灭菌质量的监测结果等,并存档。打印的物理监测数据、曲线图应粘在记录表上存档,化学监测结果可填写并粘在灭菌器操作记录表格上存档。生物监测结果可填写并粘在灭菌器操作记录表上存档。
4. 湿包检查记录。
5. 灭菌物品发放记录(包括植入物)。
6. 一次性使用无菌物品、消毒产品、卫生材料、清洗剂入库质量检查记录。

(三)清洗、消毒、灭菌质量监测记录的存档

根据 WS310.3—2016 的规定清洗、消毒监测资料和记录保存期≥6个月,灭菌监测资料和记录保存期≥3年,存档记录包括以下内容。

1. 保存期≥6个月的记录
(1)污染物品回收记录。
(2)无菌物品发放记录。
(3)灭菌后湿包检查记录。
(4)清洗、消毒器记录仪打印的资料。
(5)每天清洗质量检查记录。
(6)留存每月随机抽查灭菌包内全部物品的清洗质量的监测记录

结果。

（7）留存消毒后直接使用物品每季度效果的监测结果；由检验室出具细菌培养报告。

（8）化学消毒剂监测记录。

（9）清洗用水监测记录包括纯化水电导率监测记录和酸化水日常监测记录。

（10）一次性使用无菌物品、消毒产品、卫生材料、清洗剂入库质量检查记录。

（11）岗位人员工作记录（排班记录）。

2. 保存期≥3年的记录

（1）留存各类灭菌器每次运行记录和监测结果（包括物理监测、化学监测、生物监测）。记录内容和结果可与操作记录合并。

（2）留存植入物无菌物品发放记录。

（3）妥善保存操作程序发生改变（更换清洗机、消毒方法、改变装载方法等）的效果监测结果。监测结果未符合要求，应有持续改进记录。

（4）妥善保存设备新安装、更新、大修、监测记录。

（5）妥善保存召回记录与改进总结。

（6）留存清洗效果测试指示物清洗检查记录，至少每年监测一次。

（四）灭菌标识要求及内容

1. 规范灭菌物品包外标识　标识内容包括物品名称、检查打包者姓名或编号、灭菌器编号、批次、灭菌日期和失效期，利于物品的追溯。

2. 手术中使用灭菌包　使用者除查看包外信息标识外，应检查并确认包内化学指示卡是否合格、器械干燥和洁净度，合格后方可使用。同时将包外标识留存或记录于手术护理记录单上。

3. 包外标识　可自行设计，也可使用生产厂商提供的专用灭菌包外指示标识。由于带有染料的化学灭菌标识（含6项信息项目）可因保存环境或留存时间发生颜色的变化，易对该无菌包灭菌质量产生质疑，故不建议粘贴在手术记录单上，如需粘贴时，应注明此标识不作为最后灭菌合格记录依据，并签字。

4. 信息管理系统　使用无线射频识别（RFID）技术或条码技术，对消毒供应中心的无菌物品实施质量追溯管理。

（五）无菌质量放行及要求

1. 清洗质量不合格的器械、器具、物品不得进入包装程序，退回去污区重新处理。

2. 待灭菌物品的包装质量不合格，包括包装材料、闭合性和密封性，不得进入灭菌程序。

3. 灭菌过程中物理参数不合格的灭菌物品视为灭菌失败，不得发放。

4. 包外化学指示物不合格的灭菌物品不得发放，包内化学指示卡不合格的灭菌物品不得使用。

5. 灭菌植入型医疗器械，应每批次进行生物监测，生物监测合格后方可发放；紧急放行标准应符合 WS310.2 的要求。

6. 生物监测不合格，应根据灭菌设备的灭菌使用情况启动召回制度。

三、召回的要求与调查方法

（一）启动物品召回的原则

1. 根据 WS310.3—2016 规定，生物监测不合格时，应尽快召回上次生物监测合格以来所有尚未使用的灭菌物品。回收后的物品应重新进行清洗、消毒和灭菌处理。分析不合格的原因，改进后，生物监测连续三次合格后方可使用。

2. 同一批次灭菌物品使用中发现多个化学包内指示卡变色不合格问题。

3. 临床出现感染问题，疑似同批次、同品种或同规格的物品（包括一次性无菌物品）。

4. 临床反映多项同批次或同品种、同规格的无菌物品材料及质量不安全问题应召回。

（二）召回的步骤

1. 实施召回

（1）确认生物监测不合格后，实施主动召回，或者根据临床使用问题报告实施被动召回，同时上报相关主管部门。

（2）根据物品灭菌过程记录，发放记录查找该批次灭菌不合格物品的流向。

（3）立即通知使用部门停止使用，由消毒供应中心集中回收处理。

（4）召回上次监测合格以来尚未使用的所有灭菌物品，包括发出或未发出的质量不合格、不安全的无菌物品。

（5）消毒供应中心的上级主管部门——护理部或医务处主管领导接到《灭菌物品召回报告》后，应尽快通知临床、医技等使用部门对已经使用该期间无菌物品的患者进行密切观察，发现感染等相关迹象时，应及时给予正确、恰当的处理，并按照医院的要求将感染病例或疑似感染病例报感染管理部门。

（6）感染管理部门应及时协助调查与处理，并对报告病例进行统计分析，将分析结果及时汇报医院领导，以便医院能迅速做出应急反应和相应的处理。

2. 书面报告

（1）召回物品后即可以书面报告的形式向消毒供应中心的上级主管部门和领导报告。

（2）报告的内容可包括召回灭菌物品的时间段、数量、灭菌器的名称及编号、灭菌批次号、上次生物监测合格日期、召回的原因，可能使用不合格灭菌物品所涉及的部门或科室等。报告应说明召回的原因和措施建议。

（三）召回事件调查方法

检查灭菌过程的各个环节，查找灭菌失败的可能原因。

1. 自查
（1）检查灭菌运行中的物理参数。
（2）生物监测操作流程，PCD制作和放置是否符合标准。
（3）物品包装及装载的规范性。
（4）化学监测等是否正常。
（5）灭菌耗材和生物监测耗材质量，包括失效期、批号等。

2. 设备保障科室协助调查
（1）影响灭菌质量的因素，包括灭菌器及其部件。
（2）水、电、气供给和蒸汽质量排水管道等。

（3）灭菌产品厂商协助分析原因。

3. 重新监测

（1）排除以上问题，对预真空压力蒸汽灭菌器再次进行生物监测，直到连续 3 次生物监测和 3 次 B-D 测试合格后该灭菌器方可正常使用。

（2）同时进行常规物理监测和化学监测。

（四）召回事件总结改进

1. 进行书面报告

（1）应对该事件的处理情况进行书面报告，并上报护理部和医院感染管理部门指定负责人。

（2）汇报排查的问题和改进措施及建议，应从事件中总结经验，完善有关制度与措施，达到质量持续改进。

（3）对事件的总结报告应存档并妥善保存。

2. 召回物品的处理　召回物品按照污染物品处理，遵循清洗—消毒—包装—灭菌原则处理。

第九章

消毒供应中心感染管理

第一节 职业防护

消毒供应中心是医院内承担各科室所有重复使用的诊疗器械、器具和物品清洗、消毒、灭菌及无菌物品供应的部门,其工作质量与医院感染、热源反应的发生、微粒的危害密切相关,直接影响整个医院的医疗护理质量和患者安全。因此,医院感染预防及控制是消毒供应中心的重要工作环节。美国疾病控制与预防中心(CDC)在1985年提出普遍预防、1987年提出身体物质隔离后,于20世纪90年代早期又对隔离系统进行了修订,提出"标准预防"的概念,并于1996年1月由医院感染控制咨询委员会正式颁布实施。消毒供应中心的工作性质和环境决定了工作人员长期暴露于锐器伤害、化学消毒剂、噪声、潮湿等的职业危险环境中。因此,必须加强消毒供应中心医护人员的职业防护与控制。

职业暴露指医务人员在从事临床诊疗、护理及科学实验等职业活动的过程中,通过眼、口、鼻及其他黏膜、破损皮肤或非胃肠接触含血源性病原体的血液或其他潜在传染性的物质。也指由于职业关系而暴露在危险因素中,从而有可能损害健康或危及生命的一种情况。

一、标准预防实施原则

标准预防实施原则是基于患者的血液、体液、分泌物(不包括汗液)、非完整皮肤和黏膜均可能含有感染性因子而实施的原则。

(一)标准预防的特点

1. 既要防止血液性疾病的传播,也要防止非血液性疾病的传播。
2. 强调双向防护,既防止疾病从患者传至医务人员,又要防止疾病从医务人员传至患者。

3. 根据疾病的主要传播途径采取相应的隔离措施,包括接触隔离、空气隔离和微粒隔离。

(二)医疗机构标准预防的要求

1. 配置洗手和洗眼设施。
2. 使用适宜的个人防护用品。
3. 合理安置患者。
4. 制订并遵守环境操作规程,包括医疗废物处理、工作场所的清理清洁和被服清洁。
5. 对锐器进行适当的处理和处置。
6. 制订适宜的职业安全卫生工作操作规程。
7. 保障生物标本的处理与运送安全。
8. 配备相应的医疗卫生设备并定期进行清洗、运输和维护。

(三)不同传播途径医务人员的防护

1. 接触传播的防护 接触隔离患者的血液、体液、分泌物、排泄物等物质时,应戴手套,手上有伤口时应戴双层手套;进入隔离病室,从事可能污染工作服的操作时,应穿隔离衣;接触甲类传染病应按要求穿防护服。

2. 空气传播的防护 进入确诊或可疑传染病患者病房时,应戴帽子、医用防护口罩;进行可能产生喷溅的诊疗操作时,应戴护目镜或防护面罩,穿防护服;当接触患者及其血液、体液、分泌物、排泄物等物质时应戴手套。

3. 飞沫传播的防护 与患者近距离(1m 以内)接触,应戴帽子、医用防护口罩,进行可能喷溅的诊疗操作时,除戴医用防护口罩外,还需戴护目镜或防护面罩,穿防护服;当接触患者及其血液、体液、分泌物、排泄物等物质时应戴手套。

二、职业危害因素及防护

职业危害因素可分为四大类:物理因素、生物因素、化学因素和社会因素。

（一）物理因素及防护措施

1. 物理因素

（1）高温潮湿：去污区人员长时间处于高温、潮湿的环境下工作，特别是炎热的夏季，由于需穿戴隔离衣、防水围裙、面罩、口罩等防护用品，工作人员极易产生中暑、烦躁、疲劳等现象。高压蒸汽灭菌器、干燥柜、蒸汽气枪、清洗机等医疗设备会释放大量热量或水蒸气，温度高，湿度大，由于消毒供应中心空间和环境的限制，导致室内散热较慢。清洗、消毒后器械及灭菌物品的卸载过程，若违反操作规程，极易发生烫伤的现象。操作人员长时间在潮湿封闭的环境中工作，很容易患上风湿、关节炎等疾病。

（2）噪声：随着消毒供应中心的快速发展、规模的不断扩大，国家行业标准对设备设施的要求越来越高，各类仪器设备也不断增多。例如，全自动清洗机、水处理设备、高压蒸汽灭菌器、超声清洗机、压力气枪等，在提高工作效率和质量的同时也伴随工作过程产生高分贝噪声。国家规定工业区噪声上限是 55～60dB，而高压蒸汽灭菌器抽真空时段会产生 90～98dB 噪声强度，超过了国家标准值。器皿、器械盒间的碰撞也易产生噪声。工作人员长期在噪声的环境中工作，易引起烦躁、易怒、耳鸣、头痛、听力下降等症状。

（3）粉尘：大量消毒供应中心的包装材料以纺织布为主，制作各种敷料时会产生大量棉絮纤维、粉尘，长时间吸入会损坏呼吸系统，严重者易患硅沉着病（矽肺）。

（4）辐射：消毒供应中心常采用空气消毒机对空气消毒，消毒机通过使用一定频率的高压电流将空气中的氧分子制造成臭氧，一定浓度的臭氧具有消毒作用，然而浓度超过 $0.3mg/m^2$ 时，直接照射可导致皮肤、眼睛免疫系统的损坏。

（5）运动性损伤：在各区域操作时，如搬卸重物、装卸、推车过程中、取拿高处物品时、长期检查包装等，若工作人员操作姿势不正确、工具或操作台不符合人体功能学，易引起扭伤、拉伤和颈椎劳损等。

2. 物理因素防护措施

（1）消毒供应中心三区温湿度应符合国家行业规范要求，避免高温和高湿，并配备相应的降温降暑药物。

（2）定期对大型仪器设备进行维护保养，在建筑布局上可安装噪声隔离装置，保持区域的密闭隔音，操作人员可轮流休息。

（3）减少金属物品相互碰撞，操作时动作轻柔，降低工作人员说话的分贝，尽量避免远距离喊话，工作中做到"四轻"，减少异常噪声对人体的损害。

（4）做好自身防护，接触高温时戴防烫手套，减少烫伤的可能。压力蒸汽灭菌器操作人员需经培训后持证上岗。如发生烫伤，应立即离开热源，在流动水下冲 15～20min，或涂抹烫伤膏，视情况进行下一步处理。

（5）辅料间应设立在相对独立的角落空间，避免人流走动引起纤维飞扬，空气净化装置应定时更换滤网，尽量减少棉絮和其他灰尘的数量。同时减少手工操作产生的各类粉尘对人体的损坏，可使用一次性棉球、纱布等无菌物品。

（6）工作中采取正确的搬运方式，评估物品的重量，以正确的姿势提取重物，如有需求可寻求协助，移动重物时防止工作人员腰部扭伤或肢体肌肉拉伤。根据身体力学原理，运用正确的提、推、拉、伸等技巧和姿势。

（7）紫外线消毒机应在夜间无人的情况下使用，避免对眼睛直射，消毒后注意开窗通风。

（二）生物因素及防护措施

1. 生物因素

（1）锐器伤：消毒供应中心回收使用后的医疗器械，都不同程度地沾有患者的血液、体液、分泌物等。

工作人员在对重复使用的污染物品的回收、清洗、装载、检查包装等操作环节中，极易被利器刺伤，或被溅出的污染物污染。如操作不当有感染 HIV、HBV、HCB 的危险。据报道，医务人员因针刺伤或伤口接触污染物品，感染乙肝的概率为 2%～40%，感染丙肝的概率为 3%～10%，艾滋病的概率为 0.2%～0.5%。

（2）气溶胶污染：对回收的器械、器具进行分类、清洗等操作时，易将各种致病菌扩散到空气中形成气溶胶，造成环境和空气的污染。使用高压水枪、气枪易产生微生物气溶胶，易吸入呼吸道造成感染。如没有做好职业防护，极易吸入微生物气溶胶而被感染。

2. 生物因素防护措施

（1）加强职业防护知识的学习，增强消毒供应中心工作人员对医疗环境中职业危险性的认知，对新员工必须进行职业防护知识的培训并签名，定期全科组织职业安全知识的培训。

（2）工作人员在回收时做好个人防护，在处理锐器时要格外小心，刀片、针头等各种锐利器尽量用防渗透、耐刺的容器盛装。

（3）在回收分类器械物品时，养成用钳子取针头和刀片的习惯，废弃的针头和手术刀片、缝针等尖锐物品应放置于专用黄色锐器盒内。

（4）一旦发生针刺伤应立即按照职业暴露处理流程进行处理。挤：在伤口近心端轻轻挤压，尽可能挤出损伤处的血液，禁止进行伤口的局部挤压。冲：用流动水进行冲洗。消毒：用安尔碘或艾力克皮肤消毒剂消毒伤口。必要时包扎伤口。

（5）如发生皮肤、黏膜暴露时，应及时处理。皮肤接触患者的血液、体液后应立即用流动水清洗被污染的皮肤，黏膜暴露（如血液飞溅到眼睛内）应立即用流动水或生理盐水冲洗被污染的黏膜。

（6）严格按照洗手的指征进行"六步洗手法"。

（7）手工清洗时，水量适宜，应在水面下刷洗，动作轻柔。

（三）化学因素及防护措施

1. 化学因素

（1）化学剂、消毒剂：消毒供应中心工作人员每日使用挥发性化学消毒剂，如各种酶类、碱类、油剂类、含氯消毒剂等，主要用于器械、清洗用具等的消毒。皮肤长时间接触消毒剂会有灼痛，甚至引起感觉迟钝或过敏，当皮肤有伤口时，则对暴露的组织有损伤。用热水配制清洗剂、消毒剂，会引起有效氯的快速挥发，挥发氯可通过呼吸道进入人体，造成损伤。一次性物品在长期储存过程中逐渐散发出的气体可造成空气污染，如长期、大量的吸入可引起慢性中毒。此外，工作人员平时还会接触大量的化学指示胶带、生物监测指示剂等含铅物品。长期接触都会对人体的各器官和系统造成危害，引发各种疾病。

（2）环氧乙烷、过氧化氢：近几年，环氧乙烷灭菌器在消毒供应中心广泛使用。环氧乙烷是一种无色、无味、易燃的毒性化学剂，如操作不当或仪器故障时容易造成环氧乙烷泄漏，发生中毒事件。接触环氧乙烷灭菌后未充分解析的物品可刺激人的眼睛、呼吸道引起头痛、头昏、恶心、呕吐等症状。接触液态环氧乙烷后可引起皮炎、水疱、皮肤灼伤、消化道烧伤等症状。接触、吸入高浓度的过氧化氢气体会引起呼吸道灼伤，接触液态过氧化氢会造成皮肤表面灼伤。

2. 化学因素防护措施

（1）化学因素对人体的伤害是无形的，其通过长期的接触对人体造成危害。工作人员应掌握各种消毒剂、清洗剂的性质、配制方法、禁忌、毒性反应及处理、注意事项等。各种消毒剂专人管理、固定存放并有明显标识，有挥发性的消毒剂应在密闭容器中存放，取放物品时及时加盖。

（2）根据被消毒灭菌的物品选择适宜的消毒剂，严格按照消毒剂的使用范围、浓度进行配制，在配制过程中应戴口罩、帽子、护目镜、手套等防护用具，防止消毒剂溅到皮肤、黏膜及眼睛。消毒剂或清洗剂如溅到皮肤、黏膜、眼睛等，应立即使用洗眼装置冲洗眼睛 15min，若皮肤浸湿，应立即脱去或更换防护用具，严重时立即就医。

（3）环氧乙烷灭菌器要严格按照产品说明书及国家环保要求进行安装，房间应独立、通风良好。周围 50m 以内无灭火作业、无变电设备、无发动机和其他产生火花的作业和设备，排气管道安装在室外并高于建筑物。定期进行维修保养及监测灭菌器舱体和环氧乙烷残余浓度，根据国家《工作场所有害因素职业接触限值》GBZ 2.1—2007 中的规定，在工作环境中环氧乙烷的 8h 时间加权平均浓度限值为 2mg/m³；15min 工作中暴露浓度限值为 5mg/m³。我国卫生部《消毒技术规范》规定工作环境中应有良好的通风。在每日 8h 工作中，环氧乙烷灭菌环境空气中的浓度应小于 1.82mg/m³。卸载时戴手套，减少接触机会，运送时背风运送。

（4）建立环氧乙烷泄漏预案，培训学习。

（四）社会心理因素及防护措施

1. 社会心理因素　消毒供应中心是医院感染管理的重点部门之一，其工作质量与医疗安全密切相关。随着近几年消毒供应中心集中化处理及对外业务的拓展，工作量越来越多，加之人员编制不足，大多数为年迈体弱人员，文化程度也较低，人际关系复杂。长期超负荷工作，易影响心理健康。在操作过程中，工作人员即使格外小心，也难免会有疏忽，长期处于高度紧张的状态，一旦出错或失误，科室也会根据问题的轻重程度给予相应的处罚和批评。此外，由于消毒供应中心工作人员工资待遇较临床科室低，晋升空间小，长期以来会产生负面心理影响，心态失衡。其次，医疗改革的矛盾焦点集中在医院，患者维权意识提高，医疗纠纷大量出现，使医务人员经常处于高度精神压力下，对医务人员造成严重的伤害。

2. 防护措施　科室护士长应根据人员配置合理分工，根据工作量及各岗位需求，科学、合理配置具有职业资格的护士、消毒员和其他工作人员；建立健全岗位职责和工作内容，优化人性化管理，缓解员工压力，减轻工作人员心理和生理上的疲劳，营造轻松、和谐的工作氛围，使其保持积极、乐观的心态；定期组织集体活动及体检，劳逸结合，提供更多的人文关怀。

三、标准预防的措施

标准预防是针对医院所有患者和医务人员采取的一组预防感染措施，包括手卫生，根据预期可能的暴露选用手套、隔离衣、口罩、护目镜或防护面罩及安全注射，也包括穿戴合适的防护用品处理患者环境中污染的物品与医疗器械。标准预防是基于患者的血液、体液、分泌物、非完整皮肤和黏膜均可能含有感染性因子的原则而采取的。

（一）手卫生

手卫生是医务人员洗手、卫生手消毒和外科手消毒的总称。卫生手消毒则是医务人员用速干手消毒剂揉搓双手，以减少手部暂居菌的过程；而外科手消毒是外科手术前医务人员用肥皂（皂液）和流动水洗手，再用手消毒剂清除或杀灭手部暂居菌和减少常居菌的过程。使用的手消毒剂应具有持续抗菌活性。

常居菌是能从大部分人体皮肤上分离出来的微生物，是皮肤上持久的固有寄居菌，不易被机械的摩擦清除，如凝固酶阴性葡萄球菌、棒状杆菌类、丙酸菌属等，一般情况下不致病。暂居菌是寄居在皮肤表层，常规洗手容易被清除的微生物，直接接触患者或被污染的物体表面时可获得，可随时通过手传播，与医院感染密切相关。

通过加强医务人员手卫生，可直接降低医院感染发病率30%~40%，特别是耐药菌株的医院感染，绝大部分是通过医务人员的手进行传播的。

1. 手卫生管理的基本要求

（1）医疗机构应制订并落实手卫生管理制度，配备有效、便捷的手卫生设施。

（2）医疗机构应定期开展手卫生的全员培训，医务人员应掌握手卫生知识和正确的手卫生方法，保障洗手与手消毒的效果。

（3）医疗机构应加强对医务人员手卫生工作的指导与监督，提高医务人员手卫生的依从性。

（4）手消毒效果应达到相应要求。

2. 手卫生的目的　是为了去除手部的皮屑、污垢及部分暂住菌，切断通过手传播感染的途径，是防止感染扩散的最简易有效而又重要的一项措施。

3. 手卫生的指征　无菌操作前，接触患者前，接触患者后，接触患者血液、体液后，接触患者周围环境后；接触污染器械、布类、器械外包装、环境后；接触清洁器械前；接触无菌物品前；回收物品后及发放无菌物品前。

4. 洗手方法

（1）在流动水下打湿双手，再取适量洗手液，掌心相对，手指并拢，相互搓擦。

（2）手心对手背沿指缝相互搓擦，交替进行；掌心相对，双手交叉沿指缝相互搓擦。

（3）一手握另一手大拇指旋转搓擦，交替进行。

（4）弯曲手指使关节在另一手掌心旋转揉搓，交换进行。

（5）将5个手指尖并拢在另一手掌心搓揉，交替进行。

（6）用流水洗净双手，用一次性纸巾或干手机干燥双手。

通过认真手卫生和卫生手消毒，手表监测菌落数应≤10CFU/cm²。洗手设施应符合要求，包括采用非触式的水龙头开关，配合洗手液及干手设备。

5. 洗手注意事项

（1）洗手宜选择洗手液，非触式洗手液容器。

（2）认真清洗指甲、指尖、指缝和指关节等易污染的部位。

（3）手部不佩戴戒指等饰品。

（4）应当使用一次性纸巾或者干净的小毛巾擦干双手，毛巾应一用一消毒。

（5）手上有可见的污垢、被血液或其他体液污染及上卫生间后应洗手。

6. 洗手与卫生手消毒的原则

（1）当手部有血液或其他体液等肉眼可见的污染时，应用肥皂（皂液）和流动水洗手。

（2）手部没有肉眼可见污染时，宜使用速干手消毒剂消毒双手代替洗手。

7. 医院手卫生设施配置应遵循的原则

（1）采用流动水洗手，手术室、产房、重症监护室等重点部门应当采取非触摸式水龙头开关。

（2）用于洗手的皂液应置于洁净容器内，容器定期清洁和消毒，使用的固体肥皂应保持干燥。

（3）配备的干手物品或设施，应避免二次污染，手卫生设施的位置应方便医务人员使用。

（4）选用的手消毒剂应当符合国家有关规定，对皮肤刺激性小，无伤害，有较好的护肤效果。

（5）应配备符合要求的设施，包括洗手池、清洁剂、干手设施如干手纸巾、速干手消毒剂等，设施位置应方便医务人员、患者和陪护人员使用；应有醒目、正确的手卫生标识，包括洗手流程图或洗手图示等。

8. 手卫生的管理与基本要求

（1）手部指甲长度不应超过指尖。

（2）手部不应佩戴戒指等饰物。

（3）手部不应佩戴人工指甲、涂指甲油等指甲装饰物。

（4）开展正确性和依从性的自查、监督检查，发现问题，及时解决。

（5）清洁剂、速干手消毒剂宜为一次性包装。

（二）相关防护用具

1. 隔离衣　是指预防医务人员受到患者血液、体液和分泌物的污染，同时预防患者间的感染和特殊易感者受到感染的防护用品。穿脱隔离衣的方法应符合 WS/T311—2009《医院隔离技术规范》附录 D 的规定。进入去污区工作前，应在缓冲间内穿隔离衣，如隔离衣出现穿孔、破损或被水浸湿应及时更换。

2. 口罩　分为棉纱口罩、无纺布口罩、医用口罩、日常防护口罩、工业防尘口罩。口罩可预防经空气、飞沫传播的疾病，戴口罩还可以减少患者的血液、体液等传播性物质溅入医护人员的口及鼻腔；同时防止医务人员将病原体传染给患者。去污区工作人员宜选用外科口罩，有效避免污染喷溅。口罩的佩戴方法应符合 WS/T311—2009《医院隔离技术规范》附录 A 的规定。在处理带粉尘、微粒的物品时，可戴口罩，防止呼吸道黏膜受刺激。

3. 护目镜（防护面罩）　是防止操作中血液、体液等具有感染性的物质喷溅到操作人员面部和眼部的防护用品。重复使用的护目镜（防护面罩）每天使用后应清洗、消毒。护目镜（防护面罩）的佩戴方法应符合 WS/T311—2009《医院隔离技术规范》附录 B 的原则。

4. 手套　是防止病原体通过手传播疾病和污染环境的用品，可以避免操作人员直接接触感染性因子及手部皮肤的损坏。戴脱手套的方法应遵循 WS/T311—2009《医院隔离技术规范》附录 C 的原则。在配制消毒剂时需戴加厚、加长、耐酸碱的手套。烘干箱、蒸汽气枪、压力蒸汽灭菌器等操作时需戴防烫手套，接触特殊污染、手工清洗、接触锐利器械时应戴双层手套。

5. 帽子　可分为棉织布制帽子、一次性帽子。戴帽子既可减少清洗中被污染清洗液、污水、血液喷溅操作人员的头发，也可防止工作人员的头发、头屑掉落在清洁、无菌物品上。一次性帽子应一次性使用，用后按照医疗废物处理。

第二节　工作区域的感染管理

从 18 世纪欧洲的临床医师发现采取消毒措施对感染控制的作用，到认识细菌是引起医院感染的原因，再到抗菌药物的发现和使用，医院感染管理经历了细菌学时代前、细菌学时代、抗菌药物时代 3 个阶段，进入了现代医院感染管理时代。2000 年，美国疾病预防与控制中心在亚特兰大召开了第四届医院和卫生保健相关感染国际大会，提出建立医院感染监控机制的建议,表明了全球对医院感染管理的关注和高度重视。此后,国际上的医院感染相关组织相继成立,各国医疗机构开始成立医院感染管理委员会,对医院感染管理内容的关注度一直持续不减。

医院感染管理的根本目的,也是首要目标,在于保障患者安全。对患者来说,医院感染的发生会给其带来多重伤害,有些伤害程度甚至超过原有疾病造成的伤害,并使诊疗服务大打折扣。依据现行的医院感染管理制度要求,医院感染管理全链条包括预防、诊断、治疗、报告和控制五大环节。在这些环节中,没有一个环节能够离开临床及医务人员的参与,其中,诊断、治疗和报告环节更是需要依靠临床,尤其是在临床医师的工作中实现,而预防与控制这两个环节也需要医疗机构和医务人员提供临床支持和支撑。在日常生活中,一起医院感染事件,特别是重大医院感染事件的发生与处理所带来的社会关注、所造成的社会影响,也经常是无法回避、难以预估的。在发生重大感染事件时,无论是医疗机构层面,还是社会层面的预防控制实践中,医院感染管理均发挥了至关重要、无可替代的作用。由此可见,在许多情况下,医院感染管理已成为"货真价实"的公共管理和社会治理问题。

根据国家卫生和计划生育委员会 2016 年 12 月 27 日发布、2017 年 6 月 1 日实施的 WS/T 510—2016(病区感染管理规范)中 4.1.1 的规定应建立职责明确的病区医院感染管理小组,负责病区医院感染管理工作,小组人员责任明确,并落实。

一、医院感染管理要求

(一)医院感染管理小组

1. 职责
(1)负责本病区医院感染管理的各项工作。
(2)制订相应的医院感染管理制度,并组织实施。
(3)制订医院感染预防与控制措施及流程,并组织落实。
(4)及时报告医院感染病例,并应定期对医院感染监测、防控工作的落实情况进行自查、分析,发现问题及时改进,并做好相应记录。
(5)落实医院抗菌药物管理的相关规定。

（6）负责对本病区工作人员医院感染管理知识和技能的培训。

（7）接受医院对本病区的监督、检查与指导，落实医院感染管理相关改进措施，评价改进效果，做好相应记录。

2. 工作人员

（1）参加医院感染管理相关知识和技能的培训。

（2）应遵守标准预防的原则，落实标准预防的具体措施，落实手卫生、隔离工作、灭菌工作等具体措施。

（3）应遵循医院及本病区医院感染相关制度。

（4）应开展医院感染的监测及相关工作，包括医院感染监测、报告、预防和控制（抗菌药物的合理使用及无菌操作）等。

（5）保洁员、配膳员等应掌握与本职工作相关的清洁、消毒等知识和技能。

3. 教育与培训

（1）定期组织本病区医务人员学习医院感染管理相关知识，并做好考核。

（2）定期考核保洁员的医院感染管理相关知识，如清洁与消毒、手卫生、个人防护等，并根据其知识掌握情况开展相应的培训与指导。

（3）病区医院感染管理小组应对患者、陪护及其他相关人员进行医院感染管理相关知识如手卫生、隔离等的宣传及教育。

（二）合理布局并配备相关设施

1. 病区内病房（室）、治疗室等房间应布局合理，洁污分区明确。

2. 收治传染病患者的医院应具备隔离条件，独立设区，病房通风良好。

3. 设备应符合医院感染防控要求，应设有适宜隔离的房间和手卫生设施。

4. 治疗室等诊疗区域内应分区明确，洁污分开，配备手卫生设施；没有与室外直接通风条件的房间应配置空气净化装置。

5. 新建、改建病房（室）宜设置独立卫生间，多人房间的床间距应大于 0.8 m，床单元之间可设置隔帘，病室床位数单排不应超过 3 床；双排不应超过 6 床。

(三)医院感染病例监测

1. 配合医院开展包括医院感染病例监测、医院感染的目标性监测、医院感染暴发监测、多重耐药菌感染的监测等。
2. 报告医院感染病例,对监测发现的感染危险因素进行分析,并及时采取有效控制措施。
3. 应根据本病区医院感染防控主要特点开展针对性风险因素监测。
4. 怀疑医院感染暴发时,应及时报告医院感染管理部门,并配合调查,认真落实感染控制措施。
5. 如发现传染病疫情及暴发,按照国务院或者卫生计生行政部门规定的内容、程序、方式和时限报告。

(四)消毒监测

1. 应根据病区采用的消毒方法开展相应监测。使用不稳定消毒剂如含氯消毒剂、过氧乙酸等时,应现配现用,并在每次配制后进行浓度监测,符合要求后方可使用。
2. 采用紫外线灯进行物体表面及空气消毒时,应监测紫外线灯辐照强度。
3. 怀疑医院感染暴发与空气、物体表面、医务人员手、消毒剂等污染有关时,应对空气、物体表面、医务人员手、消毒剂等进行监测,并针对目标微生物进行检测。

二、医疗机构环境表面清洁与消毒管理

(一)管理要求

1. 建立健全清洁工作的组织管理体系和规章制度,明确职责。
2. 参与环境清洁质量监督,并对环境清洁服务机构的人员开展业务指导。
3. 医务人员应负责使用中诊疗设备与仪器的日常清洁与消毒工作;应指导环境清洁人员对诊疗设备与仪器等进行清洁与消毒。
4. 开展内部建筑修缮与装饰时,应建立有医院感染控制人员参与的综合小组,对施工区域管径污染风险进行评估,提出干预措施,指导施

工单位做好施工区域的隔断防护,并监督措施落实的全过程。

5. 应对清洁、消毒质量进行审核,并将结果及时反馈给相关部门及人员。

(二)清洁与消毒原则

1. 先清洁再消毒,采取湿式卫生的清洁方式。
2. 制订标准化操作规程。
3. 选择适宜的清洁剂。
4. 有明确病原体污染的环境表面,选择有效的消毒剂。
5. 清洁病房或诊疗区域时,应有序进行,由上而下,由里到外,由轻度污染到重度污染;多名患者共同居住的病房,应遵循清洁单元化操作。
6. 做好个人防护。
7. 对高频接触、易污染、难清洁与消毒的表面,可采取屏障保护措施,用于屏障保护的覆盖物(如塑料、薄膜、铝箔等)实行一用一更换。
8. 清洁工具应分区使用,实行颜色标记。
9. 宜使用微细纤维材质的擦拭布巾和地巾。
10. 对精密仪器设备表面进行清洁与消毒时,应参考仪器设备说明书,选择适合的清洁与消毒产品。
11. 在诊疗过程中发生患者体液、血液等污染时,应随时进行污点清洁与消毒。
12. 环境表面不宜采用高水平消毒剂进行日常消毒。使用中的新生儿床和暖箱内表面,日常清洁应以清水为主,不应使用任何消毒剂。
13. 不应将使用后或污染的擦拭布巾或地巾重复浸泡至清洁用水、使用中清洁剂和消毒剂内。

(三)清洁与消毒

1. 应保持病区内环境整洁、干燥,无卫生死角。
2. 进入人体无菌组织、器官、腔隙或接触人体破损皮肤、破损黏膜、组织的诊疗器械、器具和物品应进行灭菌。
3. 接触完整皮肤、完整黏膜的诊疗器械、器具和物品应进行消毒。
4. 各种用于注射、穿刺、采血等有创操作的医疗器具应一用一灭菌。

5. 使用的消毒药械、一次性医疗器械和器具应符合国家有关规定。

6. 一次性的医疗器械、器具应一次性使用。

（四）强化清洁与消毒

1. 下列情况应强化清洁与消毒

（1）发生感染暴发时，如不动杆菌属、艰难梭菌、诺如病毒等感染暴发。

（2）环境表面检出多重耐药菌，如 MRSA、ESBLs 及 CRE 等耐药菌。

2. 强化清洁与消毒时，应落实接触传播、飞沫传播和空气传播的隔离措施。

3. 强化清洁与消毒时，应增加根据病原体类清洁与消毒频率。

4. 清洁与消毒措施应参照 WS/T 367 执行。型选择消毒剂。

5. 对感染朊病毒、气性坏疽、不明原因病原体的患者周围环境的清洁与消毒。

6. 应开展环境清洁与消毒质量评估工作，并关注引发感染暴发的病原体在环境表面的污染情况。

（五）物体表面、地面的清洁与消毒

1. 物体表面（包括监护仪器、设备等的表面）应每天湿式清洁，保持清洁、干燥；遇污染时应及时清洁与消毒。

2. 擦拭物体表面的布巾，不同患者之间和洁污区域之间应更换，擦拭地面的地巾不同病房及区域之间应更换，用后集中清洗、消毒，干燥保存。

（六）清洁工具复用处理要求

1. 医疗机构宜按病区或科室的规模设立清洁工具复用处理的房间，房间应具备相应的处理设施和储存条件，并保持环境干燥、通风换气。

2. 清洁工具使用后应及时清洁与消毒，干燥保存，其复用处理方式包括手工清洗和机械清洗。

3. 有条件的医疗机构宜采用机械清洗、热力消毒、机械干燥、装箱备用的处理流程。热力消毒要求 A_0 值达到 600 或以上，相当于 80℃持续时间 10min 或 90℃持续时间 1min。

三、医院感染暴发的管理

医院感染暴发的管理宜实行医院感染三级管理，三级机构分别为医院感染管理委员会、医院感染管理科、临床科室医院感染管理小组。

医院感染指住院患者在医院内获得的感染，包括在住院期间发生的感染和在医院内获得出院后发生的感染，但不包括入院时已处于潜伏期的感染。医院工作人员在医院内获得的感染也属医院感染。绝大部分医院感染发生在入院48h后。

（一）概念

1. 医院感染暴发　在医疗机构或其科室的患者中，短时间内发生3例以上同种同源感染病例的现象。

2. 疑似医院感染暴发　指在医疗机构或其科室的患者中，短时间内出现3例以上临床症候群相似、怀疑有共同感染源的感染病例；或者3例以上怀疑有共同感染源或感染途径的感染病例现象。

（二）医院感染暴发的报告

1. 医院发现以下情形时，应当12h内向所在地县级卫生行政部门报告，并同时向所在地疾病预防控制机构报告：3例以上医院感染暴发；5例以上疑似医院感染暴发。

2. 医院发现以下情形时，应当2h内向所在地县级卫生行政部门报告，并同时向所在地疾病预防控制机构报告：10例以上的医院感染暴发；发生特殊病原体或者新发病原体的医院感染；可能造成重大公共影响或者严重后果的医院感染，科室发现上述情况应立即报告医院感染管理科。

（三）法定传染病种类

法定传染病分为甲、乙、丙三类，共39种。甲类2种、乙类26种，丙类11种。

1. 甲类（2种）　鼠疫、霍乱。

2. 乙类（26种）　重症急性呼吸综合征传染性非典型肺炎、人感染高致病性禽流感、炭疽（肺炭疽）、甲型H1N1流感、艾滋病、病毒性肝炎、脊髓灰质炎、麻疹、流行性出血热、狂犬病、流行性乙型脑炎、登革热、细菌性和阿米巴痢疾、肺结核、伤寒和副伤寒、流行性脑脊髓膜炎、百日咳、白喉、新生儿破伤风、猩红热、布鲁氏菌病、淋病、梅毒、钩端螺旋体病、血吸虫病。

3. 丙类（11种） 流行性感冒、流行性腮腺炎、风疹、急性出血性结膜炎、麻风病、流行性和地方性斑疹伤寒、黑热病、包虫病、丝虫病、除霍乱、细菌性和阿米巴痢疾、伤寒和副伤寒以外的感染性腹泻病、手足口病。

4. 医疗机构发现甲类（鼠疫、霍乱）及按甲类管理的乙类传染病（传染性非典型肺炎、人感染高致病性禽流感、肺炭疽）于2h之内报告卫生行政部门，其他乙类和丙类传染病于24h内报告。

（四）预防医院感染的基本要求

1. 医疗机构应保持诊疗环境表面的清洁与干燥，如污染应及时进行有效的消毒；对污染高风险的部门应定期进行消毒。

2. 医疗机构应结合本单位消毒灭菌工作实际，为从事诊疗器械、器具和物品清洗、消毒与灭菌的工作人员提供相应的防护用品，保障医务人员的职业安全。

3. 医疗机构应定期对消毒工作进行检查与监督，及时总结分析与反馈，如发现问题应及时纠正。医务人员应掌握消毒与灭菌的基本知识和职业防护技能。

4. 医疗机构从事清洁、消毒、灭菌效果检测的人员应经过专业培训，掌握相关消毒灭菌知识，熟悉消毒产品性能，具备熟练的检验技能；按标准和规范规定的方法进行采样、检测和评价。

5. 医疗机构使用的消毒产品应符合国家有关规定，并应对消毒产品的相关证明进行审核，存档备案。

四、消毒供应中心感染管理

CSSD集中了全院无菌物品的供应和医疗器具的回收、清洗、消毒、灭菌，其有效的质量管理是正常医疗、护理、科研、教学的重要环节，同时也是控制医院感染的重要保证。科室的每一项工作都与医院感染密切相关，感染管理控制措施的制订与实施直接关系着科室工作成效和医院感染发生率。因此CSSD应建立医院感染管理小组，设组长和组员，负责本科室医院感染管理的各项工作。

（一）感染控制要点

科室应该通过培训加强人员防护意识、知识、技能，配备必需的防护设施和设备，如个人防护用品、洗手设施、干手产品、洗眼设施等。增强手卫生意识，严格遵守手卫生规范。减少或防止职业暴露。器械使用得当（气枪、水枪）；锐器收集符合要求，不徒手接触；增强报告和登记意识，及时处理；运送污染物品袋应接触袋子封口的顶端部分。安全操作，防止烫伤、化学伤。

（二）消毒、灭菌应遵循的原则

所有需要消毒或灭菌后重复使用的诊疗器械、器具和物品由消毒供应中心回收，集中清洗、消毒、灭菌和供应；进入人体无菌组织、器官、腔隙或接触人体破损皮肤、破损黏膜、组织的诊疗器械、器具和物品应进行灭菌；接触完整皮肤、完整黏膜的诊疗器械、器具和物品应进行消毒。诊疗用品如血压计袖带、听诊器等，保持清洁，遇有污染应及时处理，先清洁，然后采用中、低效的消毒剂进行消毒。应保持诊疗环境表面的清洁与干燥，遇污染应及时进行有效的消毒；对感染高风险的部门应定期进行消毒。

（三）科室医院感染管理小组职责

1. 负责本科室感染管理的各项工作，根据本科室医院感染的特点，制订管理制度，并组织实施。
2. 对医院感染病例及感染环节进行检测，采取有效措施，降低本科医院感染发病率，发现有医院感染流行趋势时，及时报告医院感染管理科并积极协助调查。
3. 监督本科室医院感染发生情况。
4. 监督本科室医院废物处置情况。
5. 做好本科室卫生员的管理。

6. 督促本科室人员执行各项操作技术、消毒隔离制度。

7. 负责本科室工作人员医院感染管理知识和技能的培训。

8. 监督本科室工作人员手卫生规范执行情况。

（四）护士长医院感染管理职责

1. 组织落实科室消毒管理措施的实施。

2. 督促并支持监控护士做好医院感染工作。

3. 负责督促组织护理人员消毒隔离知识和无菌技术操作的培训与考核，严格执行无菌技术操作，防止意外事件发生。

4. 监督执行医疗废物分类处置、移送交接工作。

5. 监督做好保洁卫生学管理。

6. 发现有关医院感染问题，及时向科室主任、护理部汇报，必要时向医院感染管理科反映。

（五）兼职医院感染监控护士职责

1. 在护士长领导和专职监控人员的指导下，做好本科室医院感染防控工作。

2. 督促、检查本科室工作人员消毒隔离制度、无菌技术操作规范、职业防护、手卫生规范、医疗废物的分类处理落实情况，预防因操作不规范造成的医院感染。

3. 负责检查本科室医院感染相关记录本、医疗废物登记本的记录和保管工作。

4. 配合医院感染科开展监测工作，发现医院感染暴发流行趋势及时向护士长和医院感染隔离科报告，并协助专职人员进行调查，积极采取控制措施。

5. 积极参与医院感染相关知识培训工作，负责对本科室进行预防医院感染等宣传工作。

（六）护士职责

1. 自觉执行各项医院感染规章制度及有关措施。

2. 严格执行各项无菌技术操作及有关消毒隔离措施。

3. 认真执行手卫生规范、按要求进行医疗废物分类、做好职业防护。

4. 调查及检查科室技工及普工的消毒隔离制度、职业防护、手卫生执行情况。

5. 发生职业暴露及有医院感染风险时及时汇报。

6. 积极参与医院感染培训工作。

五、工作区域的感染管理

工作区域管理的重点在于预防医院感染，包括人员分区相当固定、物品分区分类放置、使用设备分区。在此基础上，有效地实施标准预防和消毒隔离措施，实现物品处理流程由污到洁单向流程，下收下送按规定的线路进行，规范着装，下收车、下送车回来立即消毒处理，严格手卫生。

严格划分工作区域，CSSD 工作区域包括去污区、检查包装及灭菌区（含独立的敷料制备或包装间）和无菌物品存放区。各工作区域之间设有实际屏障，或包括墙体、独立的房间、双门式的设备、传递窗、专用通路等联合应用方式，起到限制各工作区域的人员、设备和物品等流动的作用。工作区域遵循物品由污到洁，不交叉、不逆流，空气流向由洁到污的原则。采用机械通风的，去污区保持相对负压，检查包装及灭菌区保持相对正压。

（一）去污区的感染管理

1. 消毒隔离要求

（1）环境：去污区是进行回收、分类、清洗、消毒（包括运送器具的清洗消毒等）的区域，为污染区域。该区和检查、包装及灭菌区之间应有实际屏障。通过设置人员进出缓冲间、污染物品接收区和清洗物品的传递窗等，建立与检查、包装及灭菌的通道。区内门和传递窗保持关闭状态。

（2）人员：进出污染区的工作人员必须遵循医院感染管理制度，进入去污区要执行标准预防措施，严格执行手卫生。应用清洁的手接触设备、门把手、电话、电脑等设备，做到污洁分明。由污染区进入其他区应进行卫生处理，如洗手、换鞋、更衣等。加强安全操作，一旦发生人员职业伤害及时处理。锐器伤应登记并上报相关部门备案。

（3）物品：污染物品（未经任何去污处理），只能在去污区处理和暂存，工作区域内物品是从污到洁的去污过程。手工清洗后物品及时放置于双开门干燥箱内或通过传递窗传送至检查包装及灭菌区，物品应保持清洁。设备实施及工具分区域固定使用，分类标识清晰、防止混乱和交叉污染。

（4）清洗工具使用后先用1000mg/L的含氯消毒剂浸泡30min，再清洗，烘干备用。

（5）台面、地面、车辆每日清洁消毒；防护用品每日清洗消毒。

（6）特殊感染：被气性坏疽污染的一次性诊疗物品应进行双层密闭封装焚烧处理；被气性坏疽污染的复用器械，使用者应进行双层密封并标明感染性疾病名称，由CSSD单独回收处理，采用含氯或含溴消毒剂（1000~2000mg/L）浸泡消毒30~40min，有明显污物时应采用含氯消毒剂（5000~10 000mg/L）浸泡至少60min后，再与其他物品一起清洗、消毒、灭菌。疑似或明确朊毒体感染的患者宜选用一次性诊疗器械、器具和物品，使用后应进行双层密闭封装焚烧处理；可重复使用的污染器械、器具和物品，应先浸泡于1mol/L氢氧化钠溶液内作用60min，再按照标准流程进行处理，压力蒸汽灭菌应选用134~138℃，18min或132℃，30min或121℃，60min。突发原因不明的传染病病原体污染的诊疗器械、器具与物品的处理应符合国家当时发布的规定要求。

2. 感染管理原则

（1）严格做好个人防护，及时洗手戴手套，手工清洗戴面罩或眼罩。

（2）设备、物品固定位置；设备设施按厂家说明书进行操作。

（3）所有物品必须清洗消毒后方能进入检查包装及灭菌区。

（4）各种污染布类制品密闭运送至洗衣房彻底清洗和（或）消毒。

（5）温度维持在16~21℃，相对湿度30%~60%，换气次数≥10次/小时。

3. 感染管理要点

（1）缓冲区：缓冲间应设洗手设施，采用非手触式水龙头开关。应有醒目、正确的手卫生标识，包括洗手流程图或洗手图示等。防止工作人员通过污染的着装及手污染清洁区域，防止交叉感染。

（2）接收区：清洁物品、工作人员不得从此通过，物品不得逆行。

（3）分类区：专设并固定使用分类操作台，地面、台面被血液、体液等污染后，随时进行清洁和消毒处理。

（4）清洗区：专设并固定使用清洗水池、洗手池、洁具清洗池。防止产生气溶胶，防止飞溅。每班次应进行环境清洁或消毒并清除废弃物。

（5）清洗设备使用后及时清洁消毒，保持表面清洁干燥；洗车间每日清洗消毒（包括车轮）。

（6）防护用品、清洗工具消毒。

（7）物体表面、地面的清洁消毒：物表及地面应每天湿式清洁，保持清洁干燥；遇污染时应及时清洁与消毒。擦拭物体表面的布巾及擦拭地面的地巾，洁污区域之间应分开，用后清洗、消毒、干燥保存。

（8）所有回收的医疗器械均视为污染物。工作人员必须遵循标准预防技术，采用正确的处理方法，及时处理回收的污染物品，所有污染物品必须彻底清洗消毒后方能进入检查包装及灭菌区。

（9）去污区的工作人员、物品、容器等必须经过有效的卫生处理，确定达到清洁标准后方可进入清洁区。

4. 员工的防护要求

（1）严格按照标准预防的原则做好个人防护，并正确使用防护用品。

（2）合理配置防护用品，包括圆帽、口罩、眼罩或面罩、防护手套、防水的防护服或防水围裙和袖套、专用鞋等，并配备洗眼装置。

（3）人员离开去污区必须脱去所有防护设备，及时进行手卫生。

（二）检查包装及灭菌区的感染管理

1. 消毒隔离要求

（1）环境：检查包装及灭菌区是进行器械检查、装配、包装及灭菌区域。进入该区域的物品、器械应是清洁物品。

（2）人员：进入该区域必须穿戴清洁区工作服，并保持着装整洁。参观和维护设备人员应穿戴专用服装。行器械检查、装配和包装前，以及进行环境卫生的整理之后应洗手。

（3）物品：检查包装及灭菌区的物品放置简洁，标识清楚。每班次进行地面、台面环境清洁处理并清除废弃物，保持所有物体表面清洁干燥。

2. 感染管理原则　应做到防止器械二次污染，保证灭菌质量。

（1）规范着装。

（2）保持空气清洁，物表手表保持清洁。

（3）环境清洁：温度20~23℃，相对湿度30%~60%，换气次数≥10次/小时，保持相对正压。

3. 感染管理要点

（1）缓冲间：工作人员进入前洗手，着装规范，风淋设施双门不能同时开启。

（2）传递窗：双门互锁、常闭，每日清洁。

（3）包装台：摆放有序、保持清洁干燥。

（4）敷料间：独立设置，保持常闭，防止扬尘。

（5）缓冲区应设洗手设施，采用非手触式水龙头开关。应有醒目、正确的手卫生标识，包括洗手流程图或洗手图示等。

（6）与去污区之间有实际屏障，天花板、墙壁光滑不落尘，墙角弧形设计，地面光滑易清，非工作人员和无关物品不得进入包装区，尽量减少尘埃等导致污染的因素。

（三）无菌物品存放区的感染管理

1. 消毒隔离要求

（1）环境：无菌物品存放区是放置复用及去除包装的一次性使用无菌物品的区域。负责灭菌物品交接与发放的任务。发放台、发放车、传递窗保持清洁、干燥、无杂物，无菌物品存储间的抹布和拖布要专室专用，并有明显标志。

（2）人员：进入无菌物品存放区时，必须换鞋、戴帽、着专用服装、洗手，必要时戴口罩，并经风淋设施风淋除尘后方可进入。接触已灭菌物品前必须洗手或者手卫生消毒，手部不佩戴戒指等饰物，防止划破外包装纸。

（3）物品：灭菌后的物品严格按照类别、灭菌日期先后顺序分类、分架存放在固定位置，避免随意接触。若有潮湿、包装破损、字迹不清、误放不洁处或掉落地面，应视为污染。

（4）地面、台面：每日做好清洁卫生，保持环境清洁干燥。

（5）发放原则：先进先出原则。

2. 感染管理原则　应做到在储存、发放、运送过程中，确保无菌物品不被污染。

（1）严格执行无菌物品管理制度，确保无菌物品质量，不合格及未灭菌的包不能进入该区。

（2）使用篮筐应减少触摸次数，冷却后移动，掉落或误放不洁处均视为污染，无菌物品一经发出即不可再回到无菌物品存放区内，必须重新清洗、消毒、包装、灭菌。

（3）摆放位置：灭菌后物品应分类、分架存放在无菌物品存放区，放置应固定位置，设置标识。消毒后直接使用的物品应干燥、包装后专架存放。物品存放架或存放柜距地面高度≥20cm，距离墙≥5cm，距离天花板≥50cm。

（4）环境清洁：温度低于24℃，相对湿度低于70%，换气次4～10次/小时，保持相对正压。每日湿式清扫，清洁擦拭灭菌物品存放区货物架时，应完全干燥后，再放置灭菌物品，避免污染灭菌物品包装。

（5）发放工具：每日清洁处理后备用。

（6）物品运送：运送无菌物品的器具使用后，应清洁处理，干燥存放。

消毒供应中心是医疗机构感染控制重点部门之一，它既是重复使用的诊疗器械、器具和物品集中处理的场所，又是无菌医疗器械储存和供应的部门，因此是感染预防及控制的重要部门。

第三节 医疗废物的管理

医院在救治患者的同时会产生大量的医疗废弃物，如果处理不当，将造成环境污染和疾病的传播，随着人民群众对健康意识的不断加强，国家对环境保护的管理力度日益加大，良好的医疗环境已经成为人们判断医院等级的重要标准之一。因此，医疗废物的安全、规范管理已经成为提高医疗护理质量的主要内容。

医疗废物管理的总体原则是从医疗废物的产生、分类收集、警示标示、密闭包装与运输、贮存、无害化处置的整个流程实行全过程严格控制。医院废物实行分类收集管理，设置三种颜色的污物袋：黑色袋盛装生活垃圾、黄色袋盛装医疗垃圾、红色袋盛装放射性垃圾。感染性废物、病理性废物、损伤性废物等交由有害废物焚烧处置中心作集中焚烧处理，废弃的麻醉、精神、放射性、毒性等药品及其相关废物管理，依照有关法律、行政法规和国家有关规定的标准执行。未被患者血液、体液、排泄物污染的，使用后的各种玻璃（一次性塑料）输液瓶（袋），不属于医疗废物，这类废物回收利用时不能用于原用途，用于其他用途时应符合不危害人体健康的原则。

一、医疗废物专人规范管理

（一）组织架构

使医疗废物处置工作规范化、制度化，严格执行国务院第380号令《医疗废物管理条例》、卫生部第36号令《医疗机构医疗废物管理办法》、卫生部和国家环保总局联合下发的《医疗废物分类目录》，以及四川省成都市关于医疗废物的法律、法规和有关规定。

结合医院的实际情况，成立医疗废物管理监控委员会，院长为第一责任人，由医务部、护理部、医院感染管理科、总务部、保卫部及主要临床、医技科室主任组成委员会成员。指定各项管理制度、工作流程、职责和质量考核标准，即《医疗废物管理制度》《医疗废物意外事故应急处理预案》《医疗废物管理工作流程》《医疗废物管理处罚规定》《医疗废物管理职业安全防护》《医疗废物管理质量考核标准》等，并下发各科室，指导各科室医疗废物的处置工作。

（二）专人监督

1. 实行医疗废物管理总务部主管、医院感染管理科监督管理的模式。
2. 固定医疗废物专职人员，设立了医疗废物管理办公室，全面负责医疗废物收集、转运、暂时贮存的日常工作。
3. 为专职人员提供合格的防护用品，建立专职人员的健康档案。

（三）严格管理

1. 分类收集

（1）严格按照《医疗废物分类目录》和指定的《医疗废物管理工作流程》，将各自产生的医疗分类收集，分别置于感染性、损伤性、化学性、病理性、药物性废物的专用容器内，盛装医疗废物的容器和包装袋上必须有警示标识，包装袋为具有防渗透性能的黄色塑料袋，当医疗废物收集达到包装袋的 3/4 时，将袋口进行有效封扎，防止泄露和遗撒。

（2）每个包装袋外，均应有中文标签，标注医疗废物产生的科室、生产日期、类别及需要的特别说明。由专职人员负责，每天按规定的时间、路线，用密闭的容器和车辆到科室收取并转运至医疗废物暂存点。

（3）同时填写内部交接转移联单，内容包括送交日期、科室、种类、数量、包装情况等，交接双方签字，一式两份。运送人员在运送医疗废物前，必须检查包装袋或容器的标识、袋口的封扎是否合格，然后再送至暂时贮存点。

2. 规范储存

（1）医院应建设符合国家标准的医疗废物暂贮间，暂贮间内配备病理性废物低温储存柜，具有防火、防鼠、防蚊虫、防蟑螂及相应的清洁消毒设施。

（2）配备医疗废物收集桶和防护、消毒用品，制作各种警示标识、标签。

3. 清查和记录

（1）严格按照医疗废物管理规范的规定，每天向医疗废物处置中心移交分类收集包装好的医疗废弃物。

（2）做到日产日清，严格执行危险废物转移联单制度，及时填写医疗机构危险废物转移联单，交接双方签字，存档备查。

4. 暂贮地的管理　　医疗废物专职人员每天必须对暂贮间的地面、墙壁、收集箱进行擦拭和冲洗消毒，空气可采用紫外线照射消毒，并做好记录，每次收集运送工作结束前，在指定的地点对运送工具进行清洁并用 1000mg/L 含氯消毒液喷雾消毒车辆内外。

5. 统一标识　　医疗废物处置工作统一、标准化，进行规范管理，制作统一的标识，固定位置，分类收集，有效杜绝医疗废物与其他废物的混装现象。

（四）加强培训和考核

进行法律法规、医院制订的管理制度、职业防护措施、医疗废物管理流程、职责、医疗废物分类收集等培训，培训后对培训效果进行考核，通过培训和考核，提高医务人员认识，推进医疗废物管理的整体工作。

二、医疗废物管理基本要求

（一）医疗废物管理要求

1. 医疗废物不得与生活垃圾混放、混装。
2. 医疗废物中病原体的培养基、标本和菌种、毒种保存液等高危废物，应当首先在产生地点进行压力蒸汽灭菌或化学消毒处理，然后按感染性废物收集处理。
3. 禁止各科室工作人员、转运人员转让、买卖医疗废物，禁止在非收集、非贮存地点倾倒、堆放医疗废物，禁止将医疗废物混入其他废物和生活垃圾中。
4. 医疗废物达到包装物或者容器的 3/4 时，应当使用有效的封口方式，使包装物或者容器的封口紧实、严密。
5. 每个包装袋外，均应有中文标签，标注医疗废物的产生科室、产生日期、类别及需要的特别说明。
6. 由专职人员负责，每天按规定的时间、路线，用密闭的容器和车辆下科室收取并转运至医疗废物暂存点，并填写内部交接转运单，内容包括日期、科室、种类、数量、千克数等，交接双方签字交接。

（二）应急管理和防护措施

1. 为医疗废物收集人员配备必要的防护用品和合格的转运工具。每年进行体检，必要时进行预防接种。
2. 防护用品为帽子、口罩、橡胶手套、胶鞋、工作服，必要时配备护目镜，此外还应配备消毒药品及快速手消毒液等。
3. 如发生医疗废物倾倒、遗撒、泄漏时，应在穿着防护用品的情况下，对污染物品进行消毒，并立即报告所在科室、后勤管理处及医院感染管理科备案。
4. 如发生生活垃圾中误混入医疗废物时，应立即将整袋垃圾置于黄色医疗废物袋内，按医疗废物处理。

三、医疗废物分类

（一）相关术语

1. 医疗废物　是指医疗卫生机构在医疗、预防、保健及其他相关活动中产生的具有直接或者间接感染性、毒性及其他危害性的废物。医疗卫生机构收治的传染病患者或者疑似传染病患者产生的生活垃圾，按照医疗废物进行管理和处置。

2. 生活垃圾　是指在日常生活中或者为日常生活提供服务的活动中产生的固体废物及法律、行政法规规定视为生活垃圾的固体废物。

3. 暂时贮存　指医疗废物产生单位和处置单位将运达的医疗废物存放于本单位内符合特定要求的专门场所或设施内的过程。

4. 交接　指医疗废物产生单位将暂时贮存的医疗废物移交给废物运送者。

（二）医疗废物分类

对不同危险性的医院废物进行分类处理，重点保证感染性医疗废物能得到及时有效的处理，分类能减少需重点处理的医院废物的量，最终达到"防止医疗废物流失、泄漏、扩散、保护环境、防止疾病传播"的目的。

1. 感染性废物

（1）分类

1）携带病原微生物：具有引发感染性疾病传播危险的医疗废物。

2）被患者血液、体液、排泄物污染的物品，包括棉球、棉签、引流棉条、纱布及其他各种敷料。

3）使用后的一次性使用医疗用品及一次性医疗器械。

（2）感染性废物的处置方法：用医疗废物专用的黄色包装袋盛装。

2. 损伤性废物

（1）分类

1）能够刺伤或者割伤人体的废弃的医用锐器。

2）医用针头、缝合针。

3）各类医用锐器，包括解剖刀、手术刀、备皮刀、手术锯等。

4）载玻片、玻璃试管、玻璃安瓿等。

（2）损伤性废物的处置方法：放入医疗废物专用利器盒中。

3. 病理性废物

（1）分类

1）诊疗过程中产生的人体废弃物等。

2）手术及其他诊疗过程中产生的废弃的人体组织、器官等（包括胎盘）。

3）医学实验动物的组织、尸体。

4）病理切片后废弃的人体组织、病理蜡块等。

（2）病理性废物的处置方法：用医疗废物专用的黄色包装袋盛装，暂时贮存病理性废物，应当具备低温贮存或者防腐条件。

4. 药物性废物

（1）分类

1）过期、淘汰、变质或被污染的废弃的药品。

2）废弃的一般性药品，如抗生素、非处方类药品等。

3）废弃的细胞毒性药物和遗传毒性药物，包括：致癌药物、可疑致癌性药物、免疫抑制剂。

4）废弃的疫苗、血液制品等。

（2）药物性废物的处置方法：少量的药物性废物可以混入感染性废物，但应当在标签上注明。

5. 化学性废物

（1）分类

1）具有毒性、腐蚀性、易燃易爆性的废弃的化学物品。

2）医学影像室、实验室废弃的化学试剂。

3）废弃的过氧乙酸、戊二醛等化学消毒剂。

4）废弃的汞血压计、汞温度计。

（2）化学性废物的处置方法：化学性废物中批量的废化学试剂、废消毒剂应当交由专门机构处置；批量的含有汞的体温计、血压计等医疗器具报废时，应当交由专门机构处置。

四、医疗废物专用收集容器规定

（一）包装袋

包装袋是用于盛装除操作性废物之外的医疗废物的初级包装，并符合一定防渗和撕裂强度性能要求的软质口袋。包装袋的颜色为黄色，并有盛装医疗废物类型的文字说明。

（二）利器盒

利器盒主要用于收集注射器、输液器等一次性使用物品的针头、医用小玻璃制品、各类刀片、头皮针、缝合针等锐器。使用利器盒的目的是避免感染，杜绝非安全注射。利器盒整体颜色为黄色，在盒体侧面注明"损伤性废物"，有医疗废物警示标示和文字说明。

（三）周转箱

1. 盛装经密封包装的医疗废物的专用硬质容器。
2. 周转箱整体为硬制材料，防液体渗漏，可一次性或多次重复使用。
3. 易于清洁和消毒。
4. 周转箱整体为黄色，外表应有医疗废物警示标识和文字说明。

五、医疗废物院内处理流程

检查医疗废物包装是否完好。符合要求后称重并做好记录（日期、科室、物品名称、重量、分类等），双方签字。将医疗废物按规定路线妥善运至本单位暂存处。专职人员定期将医疗废物移交给医疗废物处置中心，并做好记录，双方签字。

附 录

ICS 11.020
C 05

WS

中华人民共和国卫生行业标准

WS 310.1—2016
代替 WS 310.1—2009

医院消毒供应中心
第1部分：管理规范

Central sterile supply department （CSSD）—
Part 1： management standard

2016-12-27 发布

2017-06-01 实施

中华人民共和国国家卫生和计划生育委员会　发　布

目　次

前言 …………………………………………………… 161
1　范围 ………………………………………………… 163
2　规范性引用文件 …………………………………… 163
3　术语和定义 ………………………………………… 164
4　管理要求 …………………………………………… 165
5　基本原则 …………………………………………… 167
6　人员要求 …………………………………………… 168
7　建筑要求 …………………………………………… 168
8　设备设施 …………………………………………… 170
9　耗材要求 …………………………………………… 170
10　水与蒸汽质量要求 ………………………………… 171

前 言

本部分 4.1.2、4.1.5、4.1.7、7.2.1、7.2.6、8.6、10.2 为推荐性条款，其余为强制性条款。

根据《中华人民共和国传染病防治法》、《医院感染管理办法》制定本标准。

WS 310《医院消毒供应中心》是从诊疗器械相关医院感染预防与控制的角度，对医院消毒供应中心的管理、操作、监测予以规范的标准，由以下三个部分组成：

——第 1 部分：管理规范；
——第 2 部分：清洗消毒及灭菌技术操作规范；
——第 3 部分：清洗消毒及灭菌效果监测标准。

本部分为 WS 310 的第 1 部分。

本部分按照 GB/T 1.1—2009 给出的规则起草。

本标准代替 WS 310.1—2009。除编辑性修改外主要技术变化如下：

——在适用范围中，删除了"暂未实行消毒供应工作集中管理的医院，其手术部（室）的消毒供应工作应执行本标准"和"已采取污水集中处理的其他医疗机构可参照使用"的要求；

——增加了关于 CSSD 信息化建设的要求（见 4.1.5），并提供了资料性附录 A；

——补充了植入物与外来器械的管理要求（见 4.1.6）；

——增加了对采用其他医院或消毒服务机构提供消毒灭菌服务的医院的消毒供应管理要求（见 4.1.8）。

——增加了对建立植入物与外来医疗器械专岗负责制、定期进行工作质量分析的要求（见 4.3.2）；

——增加了对工作区域化学物质容许浓度的要求和采用其他医院或消毒服务机构提供消毒灭菌服务的医院收集、暂存、交接区域的建筑要求（见 7.2.7、7.3）；

——增加了对水处理设备和环境有害气体浓度超标报警器的要求（见 8.4、8.6）；

——增加了最终灭菌包装材料符合 YY/T 0698 的相应要求（见 9.8）；

——增加了第 10 章对灭菌蒸汽用水和蒸汽冷凝物质量指标的要求，参照 GB8599 的要求，提供了资料性附录 B。

本部分工作区域的温度、相对湿度和照度要求部分参照了美国 ANSI/AAMI ST79：2010 医疗设备中蒸汽消毒和灭菌保证综合指南（ANSI/AAMI ST79：2010 Comprehensive guide to steam sterilization and sterility assurance in health care facilities）。

本部分主要起草单位：国家卫生计生委医院管理研究所、广州市第一人民医院、北京大学第一医院、北京协和医院、中国疾病预防控制中心、上海瑞金医院、浙江省疾病预防控制中心、四川大学华西医院、浙江大学邵逸夫医院、北京大学第三医院、北京大学口腔医院、北京大学人民医院、北京大学人民医院、泰达国际心血管病医院、广东省中山市小榄人民医院、北京市卫生监督所、煤炭总医院、北京朝阳医院。

本部分主要起草人：巩玉秀、冯秀兰、付强、李六亿、任伍爱、张青、张流波、李新武、钱黎明、张宇、周彬、么莉、黄靖雄、胡国庆、黄浩、王亚娟、袁晓宁、刘翠梅、武迎宏、赵云呈、姜华、裴红生、钟秀玲、李保华。

本部分所代替标准历次版本发布情况为：

——WS 310.1—2009。

医院消毒供应中心
第 1 部分：管理规范

1 范围

WS310 的本部分规定了医院消毒供应中心（central sterile supply department，CSSD）管理要求、基本原则、人员要求、建筑要求、设备设施、耗材要求及水和蒸汽质量要求。

本部分适用于医院和为医院提供消毒灭菌服务的消毒服务机构。

2 规范性引用文件

下列文件对于本文件的应用是必不可少的。凡是注日期的引用文件，仅注日期的版本适用于本文件。凡是不注日期的引用文件，其最新版本（包括所有的修改单）适用于本文件。

GB 5749　　　　生活饮用水卫生标准
GB/T 19633　　最终灭菌医疗器械的包装
GBZ 2.1　　　　工作场所有害因素职业接触限制 第 1 部分：化学有害因素
WS 310.2　　　医院消毒供应中心 第 2 部分：清洗消毒及灭菌技术操作规范
WS 310.3　　　医院消毒供应中心 第 3 部分：清洗消毒及灭菌效果监测标准
WS/T 367　　　医疗机构消毒技术规范
YY/T 0698.2　　最终灭菌医疗器械包装材料　第 2 部分：灭菌包裹材料要求和试验方法
YY/T 0698.4　　最终灭菌医疗器械包装材料　第 4 部分：纸袋要求和试验方法
YY/T 0698.5　　最终灭菌医疗器械包装材料　第 5 部分：透气材料与塑料膜组成的可密封组合袋和卷材要求和试验方法
YY/T 0698.8　　最终灭菌医疗器械包装材料　第 8 部分：蒸汽灭菌器用重复性使用灭菌容器要求和试验方法

3 术语和定义

WS 310.2、WS 310.3 界定的以及下列术语和定义适用于本文件。

3.1 消毒供应中心 central sterile supply department，CSSD

医院内承担各科室所有重复使用诊疗器械、器具和物品清洗、消毒、灭菌以及无菌物品供应的部门。

3.2 CSSD 集中管理 central management

CSSD 面积满足需求，重复使用的诊疗器械、器具和物品回收至 CSSD 集中进行清洗、消毒或灭菌的管理方式；如院区分散、CSSD 分别设置，或现有 CSSD 面积受限，已在手术室设置清洗消毒区域的医院，其清洗、消毒或灭菌工作集中由 CSSD 统一管理，依据 WS 310.1～3 进行规范处置的也属集中管理。

3.3 去污区 decontamination area

CSSD 内对重复使用的诊疗器械、器具和物品，进行回收、分类、清洗、消毒（包括运送器具的清洗消毒等）的区域，为污染区域。

3.4 检查包装及灭菌区 inspection，packing and sterilization area

CSSD 内对去污后的诊疗器械、器具和物品，进行检查、装配、包装及灭菌（包括敷料制作等）的区域，为清洁区域。

3.5 无菌物品存放区 sterile storage area

CSSD 内存放、保管、发放无菌物品的区域，为清洁区域。

3.6 去污 decontamination

去除被处理物品上的有机物、无机物和微生物的过程。

3.7 植入物 implant

放置于外科操作行成的或者生理存在的体腔中，留存时间为 30d 或者以上的可植入性医疗器械。

注：本标准特指非无菌、需要医院进行清洗消毒与灭菌的植入性医疗器械。

3.8 外来医疗器械 loaner

由器械供应商租借给医院可重复使用，主要用于与植入物相关手术的器械。

4 管理要求

4.1 医院

4.1.1 应采取集中管理的方式，对所有需要消毒或灭菌后重复使用的诊疗器械、器具和物品由 CSSD 负责回收、清洗、消毒、灭菌和供应。

4.1.2 内镜、口腔器械的清洗消毒，可以依据国家相关标准进行处理，也可集中由 CSSD 统一清洗、消毒和（或）灭菌。

4.1.3 CSSD 应在院领导或相关职能部门的直接领导下开展工作。

4.1.4 应将 CSSD 纳入本机构的建设规划，使之与本机构的规模、任务和发展规划相适应；应将消毒供应工作管理纳入医疗质量管理，保障医疗安全。

4.1.5 宜将 CSSD 纳入本机构信息化建设规划，采用数字化信息系统对 CSSD 进行管理。CSSD 信息系统基本要求参见附录 A。

4.1.6 医院对植入物与外来医疗器械的处置及管理应符合以下要求：

a）应以制度明确相关职能部门、临床科室、手术室、CSSD 在植入物与外来医疗器械的管理、交接和清洗、消毒、灭菌及提前放行过程中的责任。

b）使用前应由本院 CSSD（或依据本标准 4.1.8 规定与本院签约的消毒服务机构）遵照 WS 310.2 和 WS 310.3 的规定清洗、消毒、灭菌与监测；使用后应经 CSSD 清洗消毒方可交还。

c）应与器械供应商签订协议，要求其做到：

1）提供植入物与外来医疗器械的说明书（内容应包括清洗、消毒、包装、灭菌方法与参数）；

2）应保证足够的处置时间，择期手术最晚应于术前日 15 时前将器械送达 CSSD，急诊手术应及时送达。

d）应加强对 CSSD 人员关于植入物与外来医疗器械处置的培训。

4.1.7 鼓励符合要求并有条件医院的 CSSD 为附近医疗机构提供消毒供应服务。

4.1.8 采用其他医院或消毒服务机构提供消毒灭菌服务的医院，消毒供应管理应符合以下要求：

a）应对提供服务的医院或消毒服务机构的资质（包括具有医疗机构执业许可证或工商营业执照，并符合环保等有关部门管理规定）进行审核。

b）应对其CSSD分区、布局、设备设施、管理制度（含突发事件的应急预案）及诊疗器械回收、运输、清洗、消毒、灭菌操作流程等进行安全风险评估，签订协议，明确双方的职责。

c）应建立诊疗器械、器具和物品交接与质量检查及验收制度，并设专人负责。

d）应定期对其清洗、消毒、灭菌工作进行质量评价。

e）应及时向消毒服务机构反馈质量验收、评价及使用过程存在的问题，并要求落实改进措施。

4.2 相关部门管理职责与要求

4.2.1 应在主管院长领导下，在各自职权范围内，履行对CSSD的相应管理职责。

4.2.2 主管部门应履行以下职责：

a）会同相关部门，制定落实CSSD集中管理的方案与计划，研究、解决实施中的问题。

b）会同人事管理部门，根据CSSD的工作量合理调配工作人员。

c）负责CSSD清洗、消毒、包装、灭菌等工作的质量管理，制定质量指标，并进行检查与评价。

d）建立并落实对CSSD人员的岗位培训制度；将消毒供应专业知识、医院感染相关预防与控制知识及相关的法律、法规纳入CSSD人员的继续教育计划，并为其学习、交流创造条件。

4.2.3 护理管理、医院感染管理、设备及后勤管理等部门还应履行以下职责：

a）对CSSD清洗、消毒、灭菌工作和质量监测进行指导和监督，定期进行检查与评价。

b）发生可疑医疗器械所致的医源性感染时，组织、协调CSSD和相关部门进行调查分析，提出改进措施。

c）对 CSSD 新建、改建与扩建的设计方案进行卫生学审议；对清洗消毒与灭菌设备的配置与性能要求提出意见。

d）负责设备购置的审核（合格证、技术参数）；建立对厂家设备安装、检修的质量审核、验收制度；专人负责 CSSD 设备的维护和定期检修，并建立设备档案。

e）保证 CSSD 的水、电、压缩空气及蒸汽的供给和质量，定期进行设施、管道的维护和检修。

f）定期对 CSSD 所使用的各类数字仪表如压力表、温度表等进行校验，并记录备查。

4.2.4 物资供应、教育及科研等其他部门，应在 CSSD 主管院长或职能部门的协调下履行相关职责，保障 CSSD 的工作需要。

4.3 消毒供应中心

4.3.1 应建立健全岗位职责、操作规程、消毒隔离、质量管理、监测、设备管理、器械管理及职业安全防护等管理制度和突发事件的应急预案。

4.3.2 应建立植入物与外来医疗器械专岗负责制，人员应相对固定。

4.3.3 应建立质量管理追溯制度，完善质量控制过程的相关记录。

4.3.4 应定期对工作质量进行分析，落实持续改进。

4.3.5 应建立与相关科室的联系制度，并主要做好以下工作：

a）主动了解各科室专业特点、常见的医院感染及原因，掌握专用器械、用品的结构、材质特点和处理要点。

b）对科室关于灭菌物品的意见有调查、反馈、落实，并有记录。

5 基本原则

5.1 CSSD 的清洗消毒及监测工作应符合 WS 310.2 和 WS 310.3 的规定。

5.2 诊疗器械、器具和物品使用后应及时清洗、消毒、灭菌，再处理应符合以下要求：

a）进入人体无菌组织、器官、腔隙，或接触人体破损的皮肤和黏膜的诊疗器械、器具和物品应进行灭菌。

b）接触完整皮肤、黏膜的诊疗器械、器具和物品应进行消毒。

c）被朊病毒、气性坏疽及突发原因不明的传染病病原体污染的诊疗器械、器具和物品，应执行 WS/T 367 的规定。

6 人员要求

6.1 医院应根据 CSSD 的工作量及各岗位需求，科学、合理配置具有执业资格的护士、消毒员和其他工作人员。

6.2 CSSD 的工作人员应当接受与其岗位职责相应的岗位培训，正确掌握以下知识与技能：

a）各类诊疗器械、器具和物品的清洗、消毒、灭菌的知识与技能。
b）相关清洗消毒、灭菌设备的操作规程。
c）职业安全防护原则和方法。
d）医院感染预防与控制的相关知识。
e）相关的法律、法规、标准、规范。

6.3 应建立 CSSD 工作人员的继续教育制度，根据专业进展，开展培训，更新知识。

7 建筑要求

7.1 基本原则

医院 CSSD 的新建、扩建和改建，应遵循医院感染预防与控制的原则，遵守国家法律法规对医院建筑和职业防护的相关要求，进行充分论证。

7.2 基本要求

7.2.1 CSSD 宜接近手术室、产房和临床科室，或与手术室之间有物品直接传递专用通道，不宜建在地下室或半地下室。

7.2.2 周围环境应清洁、无污染源，区域相对独立；内部通风、采光良好。

7.2.3 建筑面积应符合医院建设方面的有关规定并与医院的规模、性质、任务相适应，兼顾未来发展规划的需要。

7.2.4 建筑布局应分为辅助区域和工作区域。辅助区域包括工作人员更衣室、值班室、办公室、休息室、卫生间等。工作区域包括去污区、检查包装及灭菌区（含独立的敷料制备或包装间）和无菌物品存放区。

7.2.5 工作区域划分应遵循以下基本原则：

a）物品由污到洁，不交叉、不逆流。

b）空气流向由洁到污；采用机械通风的，去污区保持相对负压，检查包装及灭菌区保持相对正压。

7.2.6 工作区域温度、相对湿度、机械通风的换气次数宜符合表 1 要求；照明宜符合表 2 的要求。

表1 工作区域温度、相对湿度及机械通风换气次数要求

工作区域	温度/℃	相对湿度/%	换气次数/（次/h）
去污区	16～21	30～60	≥10
检查包装及灭菌区	20～23	30～60	≥10
无菌物品存放区	低于 24	低于 70	4～10

表2 工作区域照明要求

工作面/功能	最低照度/LX	平均照度/LX	最高照度/LX
普通检查	500	750	1000
精细检查	1000	1500	2000
清洗池	500	750	1000
普通工作区域	200	300	500
无菌物品存放区域	200	300	500

7.2.7 工作区域中化学物质浓度应符合 GBZ 2.1 的要求。

7.2.8 工作区域设计与材料要求，应符合以下要求：

a）去污区、检查包装及灭菌区和无菌物品存放区之间应设实际屏障。

b）去污区与检查包装及灭菌区之间应设物品传递窗；并分别设人员出入缓冲间（带）。

c）缓冲间（带）应设洗手设施，采用非手触式水龙头开关。无菌物品存放区内不应设洗手池。

d）检查包装及灭菌区设专用洁具间的应采用封闭式设计。

e）工作区域的天花板、墙壁应无裂隙，不落尘，便于清洗和消毒；地面与墙面踢脚及所有阴角均应为弧形设计；电源插座应采用防水安全型；地面应防滑、易清洗、耐腐蚀；地漏应采用防返溢式；污水应集中至医院污水处理系统。

7.3 采用院外服务的要求

采用其他医院或消毒服务机构提供消毒灭菌服务的医院，应分别设污染器械收集暂存间及灭菌物品交接发放间。两房间应互不交叉、相对独立。

8 设备设施

8.1 清洗消毒设备及设施：医院应根据 CSSD 的规模、任务及工作量，合理配置清洗消毒设备及配套设施。设备设施应符合国家相关规定。

应配有污物回收器具、分类台、手工清洗池、压力水枪、压力气枪、超声清洗装置、干燥设备及相应清洗用品等。

应配备机械清洗消毒设备。

8.2 检查、包装设备：应配有器械检查台、包装台、器械柜、敷料柜、包装材料切割机、医用热封机、清洁物品装载设备及带光源放大镜、压力气枪、绝缘检测仪等。

8.3 灭菌设备及设施：应配有压力蒸汽灭菌器、无菌物品装、卸载设备等。根据需要配备灭菌蒸汽发生器、干热灭菌和低温灭菌及相应的监测设备。各类灭菌设备应符合国家相关标准，并设有配套的辅助设备。

8.4 应配有水处理设备。

8.5 储存、发放设施：应配备无菌物品存放设施及运送器具等。

8.6 宜在环氧乙烷、过氧化氢低温等离子、低温甲醛蒸汽灭菌等工作区域配置相应环境有害气体浓度超标报警器。

8.7 防护用品：根据工作岗位的不同需要，应配备相应的个人防护用品，包括圆帽、口罩、隔离衣或防水围裙、手套、专用鞋、护目镜、面罩等。去污区应配置洗眼装置。

9 耗材要求

9.1 医用清洗剂：应符合国家相关标准和规定。根据器械的材质、污染物种类，选择适宜的清洗剂，使用遵循厂家产品说明书。

9.2 碱性清洗剂：pH＞7.5，对各种有机物有较好的去除作用，对金属腐蚀性小，不会加快返锈的现象。

9.3 中性清洗剂：pH6.5～7.5，对金属无腐蚀。

9.4 酸性清洗剂：pH<6.5，对无机固体粒子有较好的溶解去除作用，对金属物品的腐蚀性小。

9.5 酶清洗剂：含酶的清洗剂，有较强的去污能力，能快速分解蛋白质等多种有机污染物。

9.6 消毒剂：应符合国家相关标准和规定，并对器械腐蚀性较低。

9.7 医用润滑剂：应为水溶性，与人体组织有较好的相容性。不应影响灭菌介质的穿透性和器械的机械性能。

9.8 包装材料：最终灭菌医疗器械包装材料应符合 GB/T 19633 的要求。皱纹纸、无纺布、纺织品还应符合 YY/T 0698.2 的要求；纸袋还应符合 YY/T 0698.4 的要求；纸塑袋还应符合 YY/T 0698.5 的要求；硬质容器还应符合 YY/T 0698.8 的要求。

普通棉布应为非漂白织物，除四边外不应有缝线，不应缝补；初次使用前应高温洗涤，脱脂去浆。

开放式储槽不应用作无菌物品的最终灭菌包装材料。

9.9 消毒灭菌监测材料：应符合国家相关标准和规定，在有效期内使用。自制测试标准包应符合 WS/T 367 的相关要求。

10 水与蒸汽质量要求

10.1 清洗用水：应有自来水、热水、软水、经纯化的水供应。自来水水质应符合 GB 5749 的规定；终末漂洗用水的电导率应≤15μS/cm（25℃）。

10.2 灭菌蒸汽：灭菌蒸汽供给水的质量指标见附录 B 的 B.1。蒸汽冷凝物用于反映压力蒸汽灭菌器蒸汽的质量，主要指标见附录 B 的 B.2。

附 录 A
（资料性附录）
CSSD 信息系统基本要求

A.1 CSSD 信息系统基本功能要求

CSSD 信息系统基本功能包括管理功能和质量追溯功能。

管理功能内容如下：

a）CSSD 人员管理功能，至少包括人员权限设置，人员培训等。

b）CSSD 物资管理功能，至少包括无菌物品预订、储存、发放管理、设备管理、手术器械管理、外来医疗器械与植入物管理等。

c）CSSD 分析统计功能，至少包括成本核算、人员绩效统计等。

d）CSSD 质量控制功能，至少包括预警功能等。

CSSD 质量可追溯功能内容如下：

a）记录复用无菌物品处理各环节的关键参数，包括回收、清洗、消毒、检查包装、灭菌、储存发放、使用等信息，实现可追溯。

b）追溯功能通过记录监测过程和结果（监测内容参照 W310.3），对结果进行判断，提示预警或干预后续相关处理流程。

A.2 CSSD 信息系统技术要求

A.2.1 对追溯的复用无菌用品设置唯一性编码。

A.2.2 在各追溯流程点（工作操作岗位）设置数据采集终端，进行数据采集形成闭环记录。

A.2.3 追溯记录应客观、真实、及时，错误录入更正需有权限并留有痕迹。

A.2.4 记录关键信息内容包括：操作人、操作流程、操作时间、操作内容等。

A.2.5 手术器械包的标识随可追溯物品回到 CSSD。
A.2.6 追溯信息至少能保留 3 年。
A.2.7 系统具有和医院相关信息系统对接的功能。
A.2.8 系统记录清洗、消毒、灭菌关键设备运行参数。
A.2.9 系统具有备份防灾机制。

附 录 B
（资料性附录）
压力蒸汽灭菌器蒸汽供给水与蒸汽冷凝物质量指标

B.1 压力蒸汽灭菌器供给水质量指标参见表 B.1。

表 B.1　压力蒸汽灭菌器供给水的质量指标

项目	指标
蒸发残留	≤10mg/L
氧化硅（SiO_2）	≤1mg/L
铁	≤0.2mg/L
镉	≤0.005mg/L
铅	≤0.05mg/L
除铁、镉、铅以外的其他重金属	≤0.1mg/L
氯离子（Cl^-）	≤2mg/L
磷酸盐（P_2O_5）	≤0.5mg/L
电导率（25℃时）	≤5μS/cm
pH	5.0～7.5
外观	无色、洁净、无沉淀
硬度（碱性金属离子的总量）	≤0.02mmol/L

B.2 压力蒸汽灭菌器蒸汽冷凝物质量指标参见表 B.2。

表 B.2　蒸汽冷凝物的质量指标

项目	指标
氧化硅（SiO_2）	≤0.1mg/L
铁	≤0.1mg/L
镉	≤0.005mg/L
铅	≤0.05mg/L
除铁、镉、铅以外的重金属	≤0.1mg/L
氯离子（Cl^-）	≤0.1mg/L
磷酸盐（P_2O_5）	≤0.1mg/L
电导率（25℃时）	≤3μS/cm
pH	5～7
外观	无色、洁净、无沉淀
硬度（碱性金属离子的总量）	≤0.02mmol/L

ICS 11.020
C 05

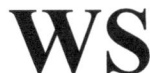

中华人民共和国卫生行业标准

WS 310.2—2016
代替 WS 310.2—2009

医院消毒供应中心
第2部分：清洗消毒及灭菌技术操作规范

Central sterile supply department （CSSD）—
Part 2：standard for operating procedure of cleaning，
disinfection　and sterilization

2016-12-27 发布　　　　　　　　　　　2017-06-01 实施

中华人民共和国国家卫生和计划生育委员会　发　布

目　次

前言 …………………………………………………………… 177
1　范围 ………………………………………………………… 179
2　规范性引用文件 …………………………………………… 179
3　术语和定义 ………………………………………………… 179
4　诊疗器械、器具和物品处理的基本要求 ………………… 181
5　诊疗器械、器具和物品处理的操作流程 ………………… 182

前　言

本部分 5.5.1、5.5.2、5.5.3、5.7.5、5.7.7、5.7.8、5.8.1.4、5.8.1.8. b）2）、5.8.1.8. b）5）、5.9.5.a）、5.9.5.c）为推荐性条款，其余为强制性条款。

根据《中华人民共和国传染病防治法》、《医院感染管理办法》制定本标准。

WS 310《医院消毒供应中心》是从诊疗器械相关医院感染预防与控制的角度，对医院消毒供应中心的管理、操作、监测予以规范的标准，由以下三个部分组成：

——第 1 部分：管理规范；
——第 2 部分：清洗消毒及灭菌技术操作规范；
——第 3 部分：清洗消毒及灭菌效果监测标准。

本部分为 WS 310 的第 2 部分。

本部分按照 GB/T 1.1—2009 给出的规则起草。

本部分代替 WS 310.2—2009。除编辑性修改外主要技术变化如下：

——在适用范围中，删除了"暂未实行消毒供应工作集中管理的医院，其手术部（室）的消毒供应工作应执行本标准"和"已采取污水集中处理的其他医疗机构可参照使用"的要求；

——调整了术语，植入物从本标准调整至 WS 310.1；A_0 值和管腔器械从 WS 310.3 调整至本标准；增加了 3.14 湿包和 3.15 精密器械的定义；

——删除了第 6 章"被朊病毒、气性坏疽及突发原因不明的传染病病原体污染的诊疗器械、器具和物品的处理流程"，改为"应遵循 WS/T 367 的规定进行处理"（见 4.1）；

——增加了外来医疗器械及植入物的交接、运送及包装、清洗方法、使用后清洗消毒等要求（见 4.7）；

——增加了精密器械保护措施、使用后的处理的要求（见 5.1.1、5.1.2）；

——增加了湿热消毒用水的要求（见 5.4.2）；调整了湿热消毒的温度与时间（见 5.4.3）；

——增加了管腔器械内残留水迹的干燥处理方法（见 5.5.3）；

——修改了压力蒸汽灭菌器压力参数范围（见 5.8.1.6）；

——删除了干热灭菌、环氧乙烷灭菌、过氧化氢低温等离子体灭菌、低温甲醛蒸汽灭菌程序、参数及注意事项的具体要求，改为符合 WS/T 367 的规定，并应遵循生产厂家使用说明书；

——调整了灭菌物品储存架或柜放置要求（见 5.9.2）；

——增加了植入物放行要求（见 5.10.2）；

——增加了管腔器械内腔清洗的要求（见附录 B 的 B.1）；

——细化了清洗消毒器设备运行前准备、检查、装载、设备操作运行和注意事项（见附录 B 的 B.3）；

——增加了规范性附录硬质容器的使用与操作要求（见附录 D）；

——调整了附录 D 压力蒸汽灭菌器蒸汽和水质量到 WS 310.1。

本部分清洗、消毒、灭菌流程的技术操作部分参照了国际标准：美国 ANSI/AAMI ST79 医疗护理机构压力蒸汽灭菌和无菌保证综合指南（ANSI/AAMI ST79 Comprehensive guide to steam sterilization and sterility assurance in health care facilities）。

本部分主要起草单位：北京大学第一医院、国家卫生计生委医院管理研究所、上海瑞金医院、广州市第一人民医院、北京协和医院、中国疾病预防控制中心、浙江省疾病预防控制中心、四川大学华西医院、浙江大学邵逸夫医院、北京大学第三医院、北京大学口腔医院、泰达国际心血管病医院、广东省中山市小榄人民医院、黑龙江疾病预防控制中心、北京积水潭医院、北京市卫生监督所、北京朝阳医院。

本部分主要起草人：任伍爱、巩玉秀、钱黎明、冯秀兰、李六亿、张青、张流波、李新武、付强、张宇、周彬、么莉、黄靖雄、胡国庆、黄浩、王亚娟、袁晓宁、刘翠梅、赵云呈、姜华、林玲、陈辉、裴红生、李保华。

本部分所代替标准历次版本发布情况为：

——WS 310.2—2009。

医院消毒供应中心
第2部分：清洗消毒及灭菌技术操作规范

1 范围

WS310 的本部分规定了医院消毒供应中心（central sterile supply department，CSSD）的诊疗器械、器具和物品处理的基本要求、操作流程。

本标准适用于医院和为医院提供消毒灭菌服务的消毒服务机构。

2 规范性引用文件

下列文件对于本文件的应用是必不可少的。凡是注日期的引用文件，仅注日期的版本适用于本文件。凡是不注日期的引用文件，其最新版本（包括所有的修改单）适用于本文件。

GB/T 5750.5　　　　生活饮用水检验标准方法 无机非金属指标
GB/T 19633　　　　最终灭菌医疗器械的包装
WS 310.1　　　　　医院消毒供应中心 第1部分：管理规范
WS 310.3　　　　　医院消毒供应中心 第3部分：清洗消毒及灭菌效果监测标准
WS/T 367　　　　　医疗机构消毒技术规范

3 术语和定义

WS 310.1、WS 310.3 界定的以及下列术语和定义适用于本文件。

3.1 清洗 cleaning

去除医疗器械、器具和物品上污物的全过程，流程包括冲洗、洗涤、漂洗和终末漂洗。

3.2 冲洗 flushing

使用流动水去除器械、器具和物品表面污物的过程。

3.3 洗涤 washing

使用含有化学清洗剂的清洗用水，去除器械、器具和物品污染物的过程。

3.4 漂洗 rinsing

用流动水冲洗洗涤后器械、器具和物品上残留物的过程。

3.5 终末漂洗 final rinsing

用经纯化的水对漂洗后的器械、器具和物品进行最终的处理过程。

3.6 超声波清洗器 ultrasonic cleaner

利用超声波在水中振荡产生"空化效应"进行清洗的设备。

3.7 清洗消毒器 washer-disinfector

用于清洗消毒诊疗器械、器具和物品的设备。

3.8 闭合 closure

用于关闭包装而没有形成密封的方法。例如反复折叠，以形成一弯曲路径。

3.9 密封 sealing

包装层间连接的结果。

注：密封可以采用诸如黏合剂或热熔法。

3.10 闭合完好性 closure integrity

闭合条件能确保该闭合至少与包装上的其他部分具有相同的阻碍微生物进入的程度。

3.11 包装完好性 package integrity

包装未受到物理损坏的状态。

3.12 湿热消毒 moist heat disinfection

利用湿热使菌体蛋白质变性或凝固，酶失去活性，代谢发生障碍，致使细胞死亡。包括煮沸消毒法、巴斯德消毒法和低温蒸汽消毒法。

3.13 A_0 值 A_0 value

评价湿热消毒效果的指标，指当以 Z 值表示的微生物杀灭效果为 10K 时，温度相当于 80℃的时间（秒）。

3.14 湿包 wet pack

经灭菌和冷却后，肉眼可见包内或包外存在潮湿、水珠等现象的灭菌包。

3.15 精密器械 delicate instruments

结构精细、复杂、易损，对清洗、消毒、灭菌处理有特殊方法和技术要求的医疗器械。

3.16 管腔器械 hollow device

含有管腔，其直径≥2mm，且其腔体中的任何一点距其与外界相通的开口处的距离≤其内直径的 1500 倍的器械。

4 诊疗器械、器具和物品处理的基本要求

4.1 通常情况下应遵循先清洗后消毒的处理程序。被朊毒体、气性坏疽及突发原因不明的传染病病原体污染的诊疗器械、器具和物品应遵循 WS/T 367 的规定进行处理。

4.2 应根据 WS 310.1 的规定，选择清洗、消毒或灭菌处理方法。

4.3 清洗、消毒、灭菌效果的监测应符合 WS 310.3 的规定。

4.4 耐湿、耐热的器械、器具和物品，应首选热力消毒或灭菌方法。

4.5 应遵循标准预防的原则进行清洗、消毒、灭菌，CSSD 人员防护着装要求应符合附录 A 的规定。

4.6 设备、器械、物品及耗材使用应遵循生产厂家的使用说明或指导手册。

4.7 外来医疗器械及植入物的处置应符合以下要求：

a）CSSD 应根据手术通知单接收外来医疗器械及植入物；依据器械供应商提供的器械清单，双方共同清点核查、确认、签名，记录应保存备查。

b）应要求器械供应商送达的外来医疗器械、植入物及盛装容器

清洁。

c）应遵循器械供应商提供的外来医疗器械与植入物的清洗、消毒、包装、灭菌方法和参数。急诊手术器械应及时处理。

d）使用后的外来医疗器械，应由 CSSD 清洗消毒后方可交器械供应商。

5 诊疗器械、器具和物品处理的操作流程

5.1 回收

5.1.1 使用者应将重复使用的诊疗器械、器具和物品与一次性使用物品分开放置；重复使用的诊疗器械、器具和物品直接置于封闭的容器中，精密器械应采用保护措施，由 CSSD 集中回收处理；被朊病毒、气性坏疽及突发原因不明的传染病病原体污染的诊疗器械、器具和物品，使用者应双层封闭包装并标明感染性疾病名称，由 CSSD 单独回收处理。

5.1.2 使用者应在使用后及时去除诊疗器械、器具和物品上的明显污物，根据需要做保湿处理。

5.1.3 不应在诊疗场所对污染的诊疗器械、器具和物品进行清点，应采用封闭方式回收，避免反复装卸。

5.1.4 回收工具每次使用后应清洗、消毒，干燥备用。

5.2 分类

5.2.1 应在 CSSD 的去污区进行诊疗器械、器具和物品的清点、核查。

5.2.2 应根据器械物品材质、精密程度等进行分类处理。

5.3 清洗

5.3.1 清洗方法包括机械清洗、手工清洗。

5.3.2 机械清洗适用于大部分常规器械的清洗。手工清洗适用于精密、复杂器械的清洗和有机物污染较重器械的初步处理。

5.3.3 清洗步骤包括冲洗、洗涤、漂洗、终末漂洗。清洗操作及注意事项应符合附录 B 的要求。

5.3.4 精密器械的清洗，应遵循生产厂家提供的使用说明或指导手册。

5.4 消毒

5.4.1 清洗后的器械、器具和物品应进行消毒处理。方法首选机械湿热消毒,也可采用75%乙醇、酸性氧化电位水或其他消毒剂进行消毒。

5.4.2 湿热消毒应采用经纯化的水,电导率≤15μS/cm(25℃)。

5.4.3 湿热消毒方法的温度、时间应符合表1的要求。消毒后直接使用的诊疗器械、器具和物品,湿热消毒温度应≥90℃,时间≥5min,或A_0值≥3000;消毒后继续灭菌处理的,其湿热消毒温度应≥90℃,时间≥1min,或A_0值≥600。

表1 湿热消毒的温度与时间

湿热消毒方法	温度(℃)	最短消毒时间(min)
消毒后直接使用	93	2.5
	90	5
消毒后继续灭菌处理	90	1
	80	10
	75	30
	70	100

5.4.4 酸性氧化电位水的应用见附录C;其他消毒剂的应用遵循产品说明书。

5.5 干燥

5.5.1 宜首选干燥设备进行干燥处理。根据器械的材质选择适宜的干燥温度,金属类干燥温度70~90℃;塑胶类干燥温度65~75℃。

5.5.2 不耐热器械、器具和物品可使用消毒的低纤维絮擦布、压力气枪或≥95%乙醇进行干燥处理。

5.5.3 管腔器械内的残留水迹,可用压力气枪等进行干燥处理。

5.5.4 不应使用自然干燥方法进行干燥。

5.6 器械检查与保养

5.6.1 应采用目测或使用带光源放大镜对干燥后的每件器械、器具和物品进行检查。器械表面及其关节、齿牙处应光洁,无血渍、污渍、水垢等残留物质和锈斑；功能完好，无损毁。

5.6.2 清洗质量不合格的，应重新处理；器械功能损毁或锈蚀严重，应及时维修或报废。

5.6.3 带电源器械应进行绝缘性能等安全性检查。

5.6.4 应使用医用润滑剂进行器械保养。不应使用石蜡油等非水溶性的产品作为润滑剂。

5.7 包装

5.7.1 包装应符合 GB/T 19633 的要求。

5.7.2 包装包括装配、包装、封包、注明标识等步骤。器械与敷料应分室包装。

5.7.3 包装前应依据器械装配的技术规程或图示，核对器械的种类、规格和数量。

5.7.4 手术器械应摆放在篮筐或有孔的托盘中进行配套包装。

5.7.5 手术所用盘、盆、碗等器皿，宜与手术器械分开包装。

5.7.6 剪刀和血管钳等轴节类器械不应完全锁扣。有盖的器皿应开盖，摞放的器皿间应用吸湿布、纱布或医用吸水纸隔开，包内容器开口朝向一致；管腔类物品应盘绕放置，保持管腔通畅；精细器械、锐器等应采取保护措施。

5.7.7 压力蒸汽灭菌包重量要求：器械包重量不宜超过 7 kg，敷料包重量不宜超过 5 kg。

5.7.8 压力蒸汽灭菌包体积要求：下排气压力蒸汽灭菌器不宜超过 30cm×30cm×25cm； 预真空压力蒸汽灭菌器不宜超过 30cm×30cm×50cm。

5.7.9 包装方法及要求：灭菌物品包装分为闭合式包装和密封式包装。包装方法和要求如下：

a）手术器械若采用闭合式包装方法，应由 2 层包装材料分 2 次包装。

b）密封式包装方法应采用纸袋、纸塑袋等材料。

c）硬质容器的使用与操作，应遵循生产厂家的使用说明或指导手册，并符合附录 D 的要求。每次使用后应清洗、消毒和干燥。

d）普通棉布包装材料应一用一清洗，无污渍，灯光检查无破损。

5.7.10 封包要求如下：

a）包外应设有灭菌化学指示物。高度危险性物品灭菌包内还应放置包内化学指示物；如果透过包装材料可直接观察包内灭菌化学指示物的颜色变化，则不必放置包外灭菌化学指示物。

b）闭合式包装应使用专用胶带，胶带长度应与灭菌包体积、重量相适宜，松紧适度。封包应严密，保持闭合完好性。

c）纸塑袋、纸袋等密封包装其密封宽度应≥6mm，包内器械距包装袋封口处应≥2.5 cm。

d）医用热封机在每日使用前应检查参数的准确性和闭合完好性。

e）硬质容器应设置安全闭锁装置，无菌屏障完整性破坏后应可识别。

f）灭菌物品包装的标识应注明物品名称、包装者等内容。灭菌前注明灭菌器编号、灭菌批次、灭菌日期和失效日期等相关信息。标识应具有可追溯性。

5.8 灭菌

5.8.1 压力蒸汽灭菌

5.8.1.1 耐湿、耐热的器械、器具和物品应首选压力蒸汽灭菌。

5.8.1.2 应根据待灭菌物品选择适宜的压力蒸汽灭菌器和灭菌程序。常规灭菌周期包括预排气、灭菌、后排汽和干燥等过程。快速压力蒸汽灭菌程序不应作为物品的常规灭菌程序，应在紧急情况下使用，使用方法应遵循 WS/T 367 的要求。

5.8.1.3 灭菌器操作方法应遵循生产厂家的使用说明或指导手册。

5.8.1.4 压力蒸汽灭菌器蒸汽和水的质量参见 WS 310.1 附录 B。

5.8.1.5 管腔器械不应使用下排气压力蒸汽灭菌方式进行灭菌。

5.8.1.6 压力蒸汽灭菌器灭菌参数见表 2。

表 2 压力蒸汽灭菌器灭菌参数

设备类别	物品类别	灭菌设定温度（℃）	最短灭菌时间(min)	压力参考范围（kPa）
下排气式	敷料	121	30	102.8～122.9
	器械		20	
预真空式	器械、敷料	132	4	184.4～210.7
		134		201.7～229.3

5.8.1.7 硬质容器和超大超重包装，应遵循厂家提供的灭菌参数。

5.8.1.8 压力蒸汽灭菌器操作程序包括灭菌前准备、灭菌物品装载、灭菌操作、无菌物品卸载和灭菌效果的监测等步骤。具体如下：

a）灭菌前准备

1）每天设备运行前应进行安全检查，包括灭菌器压力表处在"零"的位置；记录打印装置处于备用状态；灭菌器柜门密封圈平整无损坏，柜门安全锁扣灵活、安全有效；灭菌柜内冷凝水排出口通畅，柜内壁清洁；电源、水源、蒸汽、压缩空气等运行条件符合设备要求。

2）遵循产品说明书对灭菌器进行预热。

3）大型预真空压力蒸汽灭菌器应在每日开始灭菌运行前空载进行B-D试验。

b）灭菌物品装载

1）应使用专用灭菌架或篮筐装载灭菌物品，灭菌包之间应留间隙。

2）宜将同类材质的器械、器具和物品，置于同一批次进行灭菌。

3）材质不相同时，纺织类物品应放置于上层、竖放，金属器械类放置于下层。

4）手术器械包、硬质容器应平放；盆、盘、碗类物品应斜放，玻璃瓶等底部无孔的器皿类物品应倒立或侧放；纸袋、纸塑包装物品应侧放；利于蒸汽进入和冷空气排出。

5）选择下排气压力蒸汽灭菌程序时，大包宜摆放于上层，小包宜摆放于下层。

c）灭菌操作

应观察并记录灭菌时的温度、压力和时间等灭菌参数及设备运行状况。

d）无菌物品卸载

1）从灭菌器卸载取出的物品，冷却时间＞30min。

2）应确认灭菌过程合格，结果应符合 WS 310.3 的要求。

3）应检查有无湿包，湿包不应储存与发放，分析原因并改进。

4）无菌包掉落地上或误放到不洁处应视为被污染。

e）灭菌效果的监测

灭菌过程的监测应符合 WS 310.3 中相关规定。

5.8.2 干热灭菌

适用于耐热、不耐湿，蒸汽或气体不能穿透物品的灭菌，如玻璃、油脂、粉剂等物品的灭菌。灭菌程序、参数及注意事项应符合 WS/T 367 的规定，并应遵循生产厂家使用说明书。

5.8.3 低温灭菌

5.8.3.1 常用低温灭菌方法主要包括：环氧乙烷灭菌、过氧化氢低温等离子体灭菌、低温甲醛蒸汽灭菌。

5.8.3.2 低温灭菌适用于不耐热、不耐湿的器械、器具和物品的灭菌。

5.8.3.3 应符合以下基本要求：

a）灭菌的器械、物品应清洗干净，并充分干燥。

b）灭菌程序、参数及注意事项符合 WS/T 367 的规定，并应遵循生产厂家使用说明书。

c）灭菌装载应利于灭菌介质穿透。

5.9 储存

5.9.1 灭菌后物品应分类、分架存放在无菌物品存放区。一次性使用无菌物品应去除外包装后，进入无菌物品存放区。

5.9.2 物品存放架或柜应距地面高度≥20cm，距离墙≥5cm，距天花板≥50cm。

5.9.3 物品放置应固定位置，设置标识。接触无菌物品前应洗手或手消毒。

5.9.4 消毒后直接使用的物品应干燥、包装后专架存放。

5.9.5 无菌物品存放要求如下：

a）无菌物品存放区环境的温度、湿度达到 WS 310.1 的规定时，使用普通棉布材料包装的无菌物品有效期宜为 14d。

b）未达到环境标准时，使用普通棉布材料包装的无菌物品有效期不应超过 7d。

c）医用一次性纸袋包装的无菌物品，有效期宜为 30d；使用一次性医用皱纹纸、医用无纺布包装的无菌物品，有效期宜为 180d；使用一次性纸塑袋包装的无菌物品，有效期宜为 180d。硬质容器包装的无菌物品，有效期宜为 180d。

5.10 无菌物品发放

5.10.1 无菌物品发放时，应遵循先进先出的原则。

5.10.2 发放时应确认无菌物品的有效性和包装完好性。植入物应在生物监测合格后，方可发放。紧急情况灭菌植入物时，使用含第 5 类化学指示物的生物 PCD 进行监测，化学指示物合格可提前放行，生物监测的结果应及时通报使用部门。

5.10.3 应记录无菌物品发放日期、名称、数量、物品领用科室、灭菌日期等。

5.10.4 运送无菌物品的器具使用后，应清洁处理，干燥存放。

附 录 A
（规范性附录）
CSSD 人员防护及着装要求

CSSD 人员防护及着装要求见表 A.1。

表 A.1 CSSD 人员防护及着装要求

区域	操作	防护着装					
		圆帽	口罩	防护服/防水围裙	专用鞋	手套	护目镜/面罩
诊疗场所	污染物品回收	√	Δ			√	
去污区	污染器械分类、核对、机械清洗装载	√	√	√	√	√	Δ
	手工清洗器械和用具	√	√	√	√	√	√
检查、包装及灭菌区	器械检查、包装	√	Δ		√	Δ	
	灭菌物品装载	√			√		
	无菌物品卸载	√			√	Δ, #	
无菌物品存放区	无菌物品发放	√			√		

注1："√"表示应使用。
注2："Δ" 表示可使用。
注3：# 表示具有防烫功能的手套。

附 录 B
（规范性附录）
器械、器具和物品的清洗操作方法

B.1 手工清洗

B.1.1 操作程序

　　B.1.1.1 冲洗：将器械、器具和物品置于流动水下冲洗，初步去除污染物。
　　B.1.1.2 洗涤：冲洗后，应使用医用清洗剂浸泡后刷洗、擦洗。
　　B.1.1.3 漂洗：洗涤后，再用流动水冲洗或刷洗。
　　B.1.1.4 终末漂洗：应采用电导率≤15μS/cm（25℃）的水进行漂洗。

B.1.2 注意事项

　　B.1.2.1 手工清洗时水温宜为 15～30℃。
　　B.1.2.2 去除干涸的污渍应先用医用清洗剂浸泡，再刷洗或擦洗。有锈迹，应除锈。
　　B.1.2.3 刷洗操作应在水面下进行，防止产生气溶胶。
　　B.1.2.4 器械可拆卸的部分应拆开后清洗。
　　B.1.2.5 管腔器械宜先选用合适的清洗刷清洗内腔，再用压力水枪冲洗。
　　B.1.2.6 不应使用研磨型清洗材料和用具用于器械处理，应选用与器械材质相匹配的刷洗用具和用品。

B.2 超声波清洗器的操作方法

B.2.1 操作程序

　　B.2.1.1 清洗器内注入清洗用水，并添加医用清洗剂。水温应＜45℃。
　　B.2.1.2 冲洗：于流动水下冲洗器械，初步去除污染物。

B.2.1.3 洗涤：应将器械放入篮筐中，浸没在水面下，管腔内注满水。

B.2.1.4 超声清洗操作，应遵循器械和设备生产厂家的使用说明或指导手册。

B.2.2 注意事项

B.2.2.1 超声清洗可作为手工清洗或机械清洗的预清洗手段。

B.2.2.2 清洗时应盖好超声清洗机盖子，防止产生气溶胶。

B.2.2.3 应根据器械的不同材质选择相匹配的超声频率。

B.2.2.4 清洗时间不宜超过 10min。

B.3 清洗消毒器的操作方法

B.3.1 每日设备运行前检查

B.3.1.1 应确认水、电、蒸汽、压缩空气达到设备工作条件，医用清洗剂的储量充足。

B.3.1.2 舱门开启应达到设定位置，密封圈完整；清洗的旋转臂转动灵活；喷淋孔无堵塞；清洗架进出轨道无阻碍。

B.3.1.3 应检查设备清洁状况，包括设备的内舱壁、排水网筛、排水槽、清洗架和清洗旋转臂等。

B.3.2 清洗物品装载

B.3.2.1 清洗物品应充分接触水流；器械轴节应充分打开；可拆卸的部分应拆卸后清洗；容器应开口朝下或倾斜摆放；根据器械类型使用专用清洗架和配件。

B.3.2.2 精密器械和锐利器械的装载应使用固定保护装置。

B.3.2.3 每次装载结束应检查清洗旋转臂，其转动情况，不应受到器械、器具和物品的阻碍。

B.3.3 设备操作运行

B.3.3.1 各类器械、器具和物品清洗程序的设置应遵循生产厂家的使用说明或指导手册。

B.3.3.2 应观察设备运行中的状态，其清洗旋转臂工作应正常，排水应通畅。

B.3.3.3　设备运行结束，应对设备物理参数进行确认，应符合设定程序的各项参数指标，并将其记录。

B.3.3.4　每日清洗结束时，应检查舱内是否有杂物。

B.3.4　注意事项

B.3.4.1　冲洗、洗涤、漂洗时应使用软水。冲洗阶段水温应＜45℃。

B.3.4.2　终末漂洗、消毒用水电导率应≤15μS/cm（25℃）。

B.3.4.3　终末漂洗程序中宜对需要润滑的器械使用医用润滑剂。

B.3.4.4　应根据清洗需要选择适宜的医用清洗剂，定期检查清洗剂用量是否准确。

B.3.4.5　每日清洗结束时，应清理舱内杂物，并做清洁处理。应定期做好清洗消毒器的保养。

附 录 C
（规范性附录）
酸性氧化电位水应用指标与方法

C.1 使用范围

可用于手工清洗后不锈钢和其他非金属材质器械、器具和物品灭菌前的消毒。

C.2 主要有效成分指标要求

C.2.1 有效氯含量为 60mg/L±10 mg/L。

C.2.2 pH 范围 2.0～3.0。

C.2.3 氧化还原电位（ORP）≥1100mV。

C.2.4 残留氯离子＜1000mg/L。

C.3 使用方法

手工清洗后的待消毒物品，使用酸性氧化电位水流动冲洗或浸泡消毒 2min，净水冲洗 30s，再按本标准 5.5～5.8 进行处理。

C.4 注意事项

C.4.1 应先彻底清除器械、器具和物品上的有机物，再进行消毒处理。

C.4.2 酸性氧化电位水对光敏感，有效氯浓度随时间延长而下降，宜现制备现用。

C.4.3 储存应选用避光、密闭、硬质聚氯乙烯材质制成的容器。室温下贮存不超过 3d。

C.4.4 每次使用前，应在使用现场酸性氧化电位水出水口处，分别检测 pH 值和有效氯浓度。检测数值应符合指标要求。

C.4.5 对铜、铝等非不锈钢的金属器械、器具和物品有一定的腐蚀作用，应慎用。

C.4.6 不得将酸性氧化电位水和其他药剂混合使用。

C.4.7 皮肤过敏人员操作时应戴手套。

C.4.8 酸性氧化电位水长时间排放可造成排水管路的腐蚀，故应每次排放后再排放少量碱性还原电位水或自来水。

C.5 酸性氧化电位水有效指标的检测

C.5.1 有效氯含量试纸检测方法：应使用精密有效氯检测试纸，其有效氯范围应与酸性氧化电位水的有效氯含量接近，具体使用方法见试纸使用说明书。

C.5.2 pH 试纸检测方法：应使用精密 pH 检测试纸，其 pH 范围应与酸性氧化电位水的 pH 接近，具体使用方法见 pH 试纸使用说明书。

C.5.3 氧化还原电位（ORP）的检测方法：开启酸性氧化电位水生成器，待出水稳定后，用 100ml 小烧杯接取酸性氧化电位水，立即进行检测。氧化还原电位检测可采用铂电极，在酸度计"mV"档上直接检测读数。具体使用方法见使用说明书。

C.5.4 氯离子检测方法：按使用说明书的要求开启酸性氧化电位水生成器，待出水稳定后，用 250ml 磨口瓶取酸性氧化电位水至瓶满后，立即盖好瓶盖，送实验室进行检测。采用硝酸银容量法或离子色谱法，详细方法见 GB/T 5750.5。

附 录 D
（规范性附录）
硬质容器的使用与操作要求

D.1 硬质容器的组成

应由盖子、底座、手柄、灭菌标识卡槽、垫圈和灭菌剂孔组成。盖子应有可通过灭菌介质的阀门或过滤部件，并应具有无菌屏障功能。

D.2 使用原则

D.2.1 使用方法应遵循生产厂家说明书和提供的灭菌参数。

D.2.2 首次使用应进行灭菌过程有效性的测试，包括物理监测、化学监测、生物监测，并对器械干燥时间进行评估，检查有无湿包。

D.2.3 每次使用应进行清洗、消毒、干燥处理。

D.2.4 包装前应检查硬质容器的完整性：

a）盒盖、底座的边缘无变形，对合紧密。

b）盒盖垫圈平整、无脱落。

c）若通气系统使用滤纸和固定架，应检查固定架的稳定性，一次性滤纸应每次更换，重复使用的滤纸应检查有无破损，保持清洁；若通气系统使用阀门，应遵循生产厂家说明书检查阀门，包括通气阀、疏水阀。

d）闭锁装置完好，放置一次性锁扣（锁卡）封包。

ICS 11.020
C 05

WS

中华人民共和国卫生行业标准

WS 310.3—2016
代替 WS 310.3—2009

医院消毒供应中心
第 3 部分：清洗消毒及灭菌效果监测标准

Central sterile supply department（CSSD）—
Part 3：surveillance standard for cleaning, disinfection and sterilization

2016-12-27 发布　　　　　　　　　　2017-06-01 实施

中华人民共和国国家卫生和计划生育委员会　发　布

目　次

前言 ·· 197
1　范围 ··· 200
2　规范性引用文件 ·· 200
3　术语和定义 ·· 200
4　监测要求及方法 ·· 201
5　质量控制过程的记录与可追溯要求 ···································· 207

前 言

本部分 4.2.1.3、4.2.2.2.1、4.4.1.7、4.4.4.3.2 为推荐性条款，其余均为强制性条款。

根据《中华人民共和国传染病防治法》和《医院感染管理办法》制定本标准。

WS 310《医院消毒供应中心》是从诊疗器械相关医院感染预防与控制的角度，对医院消毒供应中心的管理、操作、监测予以规范的标准，由以下三个部分组成：

——第 1 部分：管理规范；
——第 2 部分：清洗消毒及灭菌技术操作规范；
——第 3 部分：清洗消毒及灭菌效果监测标准。

本部分为 WS 310 的第 3 部分。

本部分按照 GB/T 1.1—2009 给出的规则起草。

本部分代替 WS 310.3—2009。除编辑性修改外主要技术变化如下：

——在适用范围中，删除了"暂未实行消毒供应工作集中管理的医院，其手术部（室）的消毒供应工作应执行本标准"和"已采取污水集中处理的其他医疗机构可参照使用"的要求；

——在规范性引用文件中，增加了 WS/T 367《医疗机构消毒技术规范》和 GB/T 30690《小型压力蒸汽灭菌器灭菌效果监测方法和评价要求》；

——调整术语和定义中的 A_0 值和管腔器械至 WS 310.2；增加大修的定义（见 3.4）；

——修改了监测材料、自制测试标准包的要求（见 4.1.3）；

——增加了对压力蒸汽灭菌器温度、压力和时间的检测要求[见 4.1.5.b)]；

——增加了对清洗质量可定期进行定量检测的要求（见 4.2.1.3）；

——增加了使用特定灭菌程序时对灭菌质量监测的要求（见 4.4.1.6）；增加了外来医疗器械、植入物、硬质容器、超大超重包首次灭菌进行灭菌参数和有效性测试的要求（见 4.4.1.8）；

——增加了对压力蒸汽灭菌每年监测温度、压力和时间等参数的要

求(见 4.4.2.1.2);

——增加了对采用信息系统手术器械包用后有关标识的要求[见 5.4.c)];增加了定期对监测资料进行总结分析,持续改进的要求(见 5.6);

——增加了附录 D 过氧化氢低温等离子灭菌的生物监测方法和附录 E 低温甲醛灭菌的生物监测方法。

本部分主要起草单位:北京大学第一医院、国家卫生计生委医院管理研究所、北京协和医院、中国疾病预防控制中心环境与健康产品安全所、上海瑞金医院、广州市第一人民医院、江苏省南京市卫生局计生委、浙江省疾病预防控制中心、解放军总医院、四川大学华西医院、浙江大学邵逸夫医院、北京大学第三医院、北京大学口腔医院、泰达国际心血管病医院、广东省中山市小榄人民医院、黑龙江疾病预防控制中心、北京积水潭医院、北京市卫生监督所、北京朝阳医院。

本部分主要起草人:李六亿、巩玉秀、付强、任伍爱、张青、张流波、李新武、钱黎明、冯秀兰、王易非、张宇、周彬、么莉、黄靖雄、胡国庆、刘运喜、黄浩、王亚娟、袁晓宁、刘翠梅、赵云呈、姜华、林玲、陈辉、裴红生、李保华。

本部分所代替标准历次版本发布情况为:

——WS310.3—2009。

医院消毒供应中心

第3部分：清洗消毒及灭菌效果监测标准

1 范围

WS310 的本部分规定了医院消毒供应中心（central sterile supply department，CSSD）消毒与灭菌效果监测的要求、方法、质量控制过程的记录与可追溯要求。

本部分适用于医院和为医院提供消毒灭菌服务的消毒服务机构。

2 规范性引用文件

下列文件对于本文件的应用是必不可少的。凡是注日期的引用文件，仅注日期的版本适用于本文件。凡是不注日期的引用文件，其最新版本（包括所有的修改单）适用于本文件。

GB 15982　　　　医院消毒卫生标准

GB/T 20367　　　医疗保健产品灭菌 医疗保健机构湿热灭菌的确认和常规控制要求

GB/T 30690　　　小型压力蒸汽灭菌器灭菌效果监测方法和评价要求

WS 310.1　　　　医院消毒供应中心 第1部分：管理规范

WS 310.2　　　　医院消毒供应中心 第2部分：清洗消毒及灭菌技术操作规范

WS/T 367　　　　医疗机构消毒技术规范

3 术语和定义

WS 310.1、WS 310.2 界定的以及下列术语和定义适用于本文件。

3.1 可追溯 traceability

对影响灭菌过程和结果的关键要素进行记录，保存备查，实现可追踪。

3.2 灭菌过程验证装置 process challenge device，PCD

对灭菌过程具有特定抗力的装置，用于评价灭菌过程的有效性。

3.3 清洗效果测试物 test soil

用于测试清洗效果的产品。

3.4 大修 major repair

超出该设备常规维护保养范围，显著影响该设备性能的维修操作。

示例 1：压力蒸汽灭菌器大修如更换真空泵、与腔体相连的阀门、大型供汽管道、控制系统等。

示例 2：清洗消毒器大修如更换水泵、清洗剂供给系统、加热系统、控制系统等。

3.5 小型蒸汽灭菌器 small steam sterilizer

体积小于 60L 的压力蒸汽灭菌器。

3.6 快速压力蒸汽灭菌 flash sterilization

专门用于处理立即使用物品的压力蒸汽灭菌过程。

4 监测要求及方法

4.1 通用要求

4.1.1 应专人负责质量监测工作。

4.1.2 应定期对医用清洗剂、消毒剂、清洗用水、医用润滑剂、包装材料等进行质量检查，检查结果应符合 WS 310.1 的要求。

4.1.3 应进行监测材料卫生安全评价报告及有效期等的检查，检查结果应符合要求。自制测试标准包应符合 WS/T 367 的有关要求。

4.1.4 应遵循设备生产厂家的使用说明或指导手册对清洗消毒器、封口机、灭菌器定期进行预防性维护与保养、日常清洁和检查。

4.1.5 应按照以下要求进行设备的检测：

a）清洗消毒器应遵循生产厂家的使用说明或指导手册进行检测；

b）压力蒸汽灭菌器应每年对灭菌程序的温度、压力和时间进行检测；

c）压力蒸汽灭菌器应定期对压力表和安全阀进行检测；

d）干热灭菌器应每年用多点温度检测仪对灭菌器各层内、中、外各点的温度进行检测。

e）低温灭菌器应每年定期遵循生产厂家的使用说明或指导手册进行检测。

f）封口机应每年定期遵循生产厂家的使用说明或指导手册进行检测。

4.2 清洗质量的监测

4.2.1 器械、器具和物品清洗质量的监测

4.2.1.1 日常监测

在检查包装时进行，应目测和（或）借助带光源放大镜检查。清洗后的器械表面及其关节、齿牙应光洁，无血渍、污渍、水垢等残留物质和锈斑。

4.2.1.2 定期抽查

每月应至少随机抽查3～5个待灭菌包内全部物品的清洗质量，检查的内容同日常监测，并记录监测结果。

4.2.1.3 清洗效果评价

可定期采用定量检测的方法，对诊疗器械、器具和物品的清洗效果进行评价。

4.2.2 清洗消毒器及其质量的监测

4.2.2.1 日常监测

应每批次监测清洗消毒器的物理参数及运转情况，并记录。

4.2.2.2 定期监测

4.2.2.2.1 对清洗消毒器的清洗效果可每年采用清洗效果测试物进行监测。当清洗物品或清洗程序发生改变时，也可采用清洗效果测试指示物进行清洗效果的监测。

4.2.2.2.2 清洗效果测试物的监测方法应遵循生产厂家的使用说明或指导手册。

4.2.2.3 注意事项

清洗消毒器新安装、更新、大修、更换清洗剂、改变消毒参数或装

载方法等时，应遵循生产厂家的使用说明或指导手册进行检测，清洗消毒质量检测合格后，清洗消毒器方可使用。

4.3 消毒质量的监测

4.3.1 湿热消毒

应监测、记录每次消毒的温度与时间或 A_0 值。监测结果应符合 WS 310.2 的要求。应每年检测清洗消毒器的温度、时间等主要性能参数。结果应符合生产厂家的使用说明或指导手册的要求。

4.3.2 化学消毒

应根据消毒剂的种类特点，定期监测消毒剂的浓度、消毒时间和消毒时的温度，并记录，结果应符合该消毒剂的规定。

4.3.3 消毒效果监测

消毒后直接使用物品应每季度进行监测，监测方法及监测结果应符合 GB 15982 的要求。每次检测 3～5 件有代表性的物品。

4.4 灭菌质量的监测

4.4.1 原则

4.4.1.1 对灭菌质量采用物理监测法、化学监测法和生物监测法进行，监测结果应符合本标准的要求。

4.4.1.2 物理监测不合格的灭菌物品不得发放，并应分析原因进行改进，直至监测结果符合要求。

4.4.1.3 包外化学监测不合格的灭菌物品不得发放，包内化学监测不合格的灭菌物品和湿包不得使用。并应分析原因进行改进，直至监测结果符合要求。

4.4.1.4 生物监测不合格时，应尽快召回上次生物监测合格以来所有尚未使用的灭菌物品，重新处理；并应分析不合格的原因，改进后，生物监测连续三次合格后方可使用。

4.4.1.5 植入物的灭菌应每批次进行生物监测。生物监测合格后，方可发放。

4.4.1.6 使用特定的灭菌程序灭菌时，应使用相应的指示物进行监测。

4.4.1.7 按照灭菌装载物品的种类，可选择具有代表性的 PCD 进行灭菌效果的监测。

4.4.1.8 灭菌外来医疗器械、植入物、硬质容器、超大超重包，应遵循厂家提供的灭菌参数，首次灭菌时对灭菌参数和有效性进行测试，并进行湿包检查。

4.4.2 压力蒸汽灭菌的监测

4.4.2.1 物理监测法

4.4.2.1.1 日常监测：每次灭菌应连续监测并记录灭菌时的温度、压力和时间等灭菌参数。灭菌温度波动范围在±3℃内，时间满足最低灭菌时间的要求，同时应记录所有临界点的时间、温度与压力值，结果应符合灭菌的要求。

4.4.2.1.2 定期监测：应每年用温度压力检测仪监测温度、压力和时间等参数，检测仪探头放置于最难灭菌部位。

4.4.2.2 化学监测法

4.4.2.2.1 应进行包外、包内化学指示物监测。具体要求为灭菌包包外应有化学指示物，高度危险性物品包内应放置包内化学指示物，置于最难灭菌的部位。如果透过包装材料可直接观察包内化学指示物的颜色变化，则不必放置包外化学指示物。根据化学指示物颜色或形态等变化，判定是否达到灭菌合格要求。

4.4.2.2.2 采用快速程序灭菌时，也应进行化学监测。直接将一片包内化学指示物置于待灭菌物品旁边进行化学监测。

4.4.2.3 生物监测法

4.4.2.3.1 应至少每周监测一次，监测方法遵循附录 A 的要求。

4.4.2.3.2 紧急情况灭菌植入物时，使用含第 5 类化学指示物的生物 PCD 进行监测，化学指示物合格可提前放行，生物监测的结果应及时通报使用部门。

4.4.2.3.3 采用新的包装材料和方法进行灭菌时应进行生物监测。

4.4.2.3.4 小型压力蒸汽灭菌器因一般无标准生物监测包，应选择灭菌器常用的、有代表性的灭菌物品制作生物测试包或生物 PCD，置于灭菌器最难灭菌的部位，且灭菌器应处于满载状态。生物测试包或生物

PCD 应侧放，体积大时可平放。

4.4.2.3.5 采用快速程序灭菌时，应直接将一支生物指示物，置于空载的灭菌器内，经一个灭菌周期后取出，规定条件下培养，观察结果。

4.4.2.3.6 生物监测不合格时，应遵循 4.4.1.4 的规定。

4.4.2.4 B-D 试验

预真空（包括脉动真空）压力蒸气灭菌器应每日开始灭菌运行前空载进行 B-D 测试，B-D 测试合格后，灭菌器方可使用。B-D 测试失败，应及时查找原因进行改进，监测合格后，灭菌器方可使用。小型压力蒸汽灭菌器的 B-D 试验应参照 GB/T 30690。

4.4.2.5 灭菌器新安装、移位和大修后的监测

应进行物理监测、化学监测和生物监测。物理监测、化学监测通过后，生物监测应空载连续监测三次，合格后灭菌器方可使用，监测方法应符合 GB/T 20367 的有关要求。对于小型压力蒸汽灭菌器，生物监测应满载连续监测三次，合格后灭菌器方可使用。预真空（包括脉动真空）压力蒸汽灭菌器应进行 B-D 测试并重复三次，连续监测合格后，灭菌器方可使用。

4.4.3 干热灭菌的监测

4.4.3.1 物理监测法：每灭菌批次应进行物理监测。监测方法包括记录温度与持续时间。温度在设定时间内均达到预置温度，则物理监测合格。

4.4.3.2 化学监测法：每一灭菌包外应使用包外化学指示物，每一灭菌包内应使用包内化学指示物，并置于最难灭菌的部位。对于未打包的物品，应使用一个或者多个包内化学指示物，放在待灭菌物品附近进行监测。经过一个灭菌周期后取出，据其颜色或形态的改变判断是否达到灭菌要求。

4.4.3.3 生物监测法：应每周监测一次，监测方法遵循附录 B 的要求。

4.4.3.4 新安装、移位和大修后的监测：应进行物理监测法、化学监测法和生物监测法监测（重复三次），监测合格后，灭菌器方可使用。

4.4.4 低温灭菌的监测

4.4.4.1 原则

低温灭菌器新安装、移位、大修、灭菌失败、包装材料或被灭菌物品改变，应对灭菌效果进行重新评价，包括采用物理监测法、化学监测法和生物监测法进行监测（重复三次），监测合格后，灭菌器方可使用。

4.4.4.2 环氧乙烷灭菌的监测

4.4.4.2.1 物理监测法：每次灭菌应监测并记录灭菌时的温度、压力、时间和相对湿度等灭菌参数。灭菌参数应符合灭菌器的使用说明或操作手册的要求。

4.4.4.2.2 化学监测法：每个灭菌物品包外应使用包外化学指示物，作为灭菌过程的标志，每包内最难灭菌位置放置包内化学指示物，通过观察其颜色变化，判定其是否达到灭菌合格要求。

4.4.4.2.3 生物监测法：每灭菌批次应进行生物监测，监测方法遵循附录 C 的要求。

4.4.4.3 过氧化氢低温等离子灭菌的监测

4.4.4.3.1 物理监测法：每次灭菌应连续监测并记录每个灭菌周期的临界参数如舱内压、温度、等离子体电源输出功率和灭菌时间等灭菌参数。灭菌参数应符合灭菌器的使用说明或操作手册的要求。

4.4.4.3.2 可对过氧化氢浓度进行监测。

4.4.4.3.3 化学监测法：每个灭菌物品包外应使用包外化学指示物，作为灭菌过程的标志；每包内最难灭菌位置应放置包内化学指示物，通过观察其颜色变化，判定其是否达到灭菌合格要求。

4.4.4.3.4 生物监测法：每天使用时应至少进行一次灭菌循环的生物监测，监测方法遵循附录 D 的要求。

4.4.4.4 低温蒸汽甲醛灭菌的监测

4.4.4.4.1 物理监测法：每灭菌批次应进行物理监测。详细记录灭菌过程的参数，包括灭菌温度、相对湿度、压力与时间。灭菌参数应符合灭菌器的使用说明或操作手册的要求。

4.4.4.4.2 化学监测法：每个灭菌物品包外应使用包外化学指示物，作为灭菌过程的标志；每包内最难灭菌位置应放置包内化学指示物，通过观察其颜色变化，判定其是否达到灭菌合格要求。

4.4.4.4.3 生物监测法：应每周监测一次，监测方法遵循附录 E 的要求。

4.4.4.5 其他低温灭菌方法的监测

要求及方法应符合国家有关标准的规定。

5 质量控制过程的记录与可追溯要求

5.1 应建立清洗、消毒、灭菌操作的过程记录，内容包括：

a）应留存清洗消毒器和灭菌器运行参数打印资料或记录。

b）应记录灭菌器每次运行情况，包括灭菌日期、灭菌器编号、批次号、装载的主要物品、灭菌程序号、主要运行参数、操作员签名或代号，及灭菌质量的监测结果等，并存档。

5.2 应对清洗、消毒、灭菌质量的日常监测和定期监测进行记录。

5.3 记录应具有可追溯性，清洗、消毒监测资料和记录的保存期应$\geqslant 6$个月，灭菌质量监测资料和记录的保留期应$\geqslant 3$ 年。

5.4 灭菌标识的要求如下：

a）灭菌包外应有标识，内容包括物品名称、检查打包者姓名或代号、灭菌器编号、批次号、灭菌

日期和失效日期；或含有上述内容的信息标识。

b）使用者应检查并确认包内化学指示物是否合格、器械干燥、洁净等，合格方可使用。同时将手术器械包的包外标识留存或记录于手术护理记录单上。

c）如采用信息系统，手术器械包的标识使用后应随器械回到 CSSD 进行追溯记录。

5.5 应建立持续质量改进制度及措施，发现问题及时处理，并应建立灭菌物品召回制度如下：

a）生物监测不合格时，应通知使用部门停止使用，并召回上次监测合格以来尚未使用的所有灭菌物品。同时应书面报告相关管理部门，说明召回的原因。

b)相关管理部门应通知使用部门对已使用该期间无菌物品的患者进行密切观察。

c)应检查灭菌过程的各个环节,查找灭菌失败的可能原因,并采取相应的改进措施后,重新进行生物监测3次,合格后该灭菌器方可正常使用。

d)应对该事件的处理情况进行总结,并向相关管理部门汇报。

5.6 应定期对监测资料进行总结分析,做到持续质量改进。

附 录 A
（规范性附录）
压力蒸汽灭菌器的生物监测方法

A.1 标准生物测试包的制作方法：按照 WS/T 367 的规定，将嗜热脂肪杆菌芽孢生物指示物置于标准测试包的中心部位，生物指示物应符合国家相关管理要求。标准测试包由 16 条 41cm×66cm 的全棉手术巾制成，即每条手术巾的长边先折成 3 层，短边折成 2 层，然后叠放，制成 23cm×23cm×15cm、1.5kg 的标准测试包。

A.2 监测方法：按照 WS/T 367 的规定，将标准生物测试包或生物 PCD（含一次性标准生物测试包），对满载灭菌器的灭菌质量进行生物监测。标准生物监测包或生物 PCD 置于灭菌器排气口的上方或生产厂家建议的灭菌器内最难灭菌的部位，经过一个灭菌周期后，自含式生物指示物遵循产品说明书进行培养；如使用芽孢菌片，应在无菌条件下将芽孢菌片接种到含 10 ml 溴甲酚紫葡萄糖蛋白胨水培养基的无菌试管中，经 56℃±2℃培养 7d，检测时以培养基作为阴性对照（自含式生物指示物不用设阴性对照），以加入芽孢菌片的培养基作为阳性对照；观察培养结果。如果一天内进行多次生物监测，且生物指示物为同一批号，则只需设一次阳性对照。

A.3 结果判定：阳性对照组培养阳性，阴性对照组培养阴性，试验组培养阴性，判定为灭菌合格。阳性对照组培养阳性，阴性对照组培养阴性，试验组培养阳性，则灭菌不合格；同时应进一步鉴定试验组阳性的细菌是否为指示菌或是污染所致。

附 录 B
（规范性附录）
干热灭菌的生物监测方法

B.1 标准生物测试管的制作方法：按照 WS/T 367 的规定，将枯草杆菌黑色变种芽孢菌片装入无菌试管内（1 片/管），制成标准生物测试管。生物指示物应符合国家相关管理要求。

B.2 监测方法：将标准生物测试管置于灭菌器与每层门把手对角线内、外角处，每个位置放置 2 个标准生物测试管，试管帽置于试管旁，关好柜门，经一个灭菌周期后，待温度降至 80℃左右时，加盖试管帽后取出试管。在无菌条件下，每管加入 5ml 胰蛋白胨大豆肉汤培养基（TSB），36℃±1℃培养 48h，观察初步结果，无菌生长管继续培养至第 7 日。检测时以培养基作为阴性对照，以加入芽孢菌片的培养基作为阳性对照。

B.3 结果判定：阳性对照组培养阳性，阴性对照组培养阴性，若每个测试管的肉汤培养均澄清，判为灭菌合格；若阳性对照组培养阳性，阴性对照组培养阴性，而只要有一个测试管的肉汤培养混浊，判为不合格；对难以判定的测试管肉汤培养结果，取 0.1ml 肉汤培养物接种于营养琼脂平板，用灭菌 L 棒或接种环涂匀，置 36℃±1℃培养 48h，观察菌落形态，并做涂片染色镜检，判断是否有指示菌生长，若有指示菌生长，判为灭菌不合格；若无指示菌生长，判为灭菌合格。

附 录 C
（规范性附录）
环氧乙烷灭菌的生物监测方法

C.1 常规生物测试包的制备：取一个 20ml 无菌注射器，去掉针头，拔出针栓，将枯草杆菌黑色变种芽孢生物指示物放入针筒内，带孔的塑料帽应朝向针头处，再将注射器的针栓插回针筒（注意不要碰及生物指示物），之后用一条全棉小毛巾两层包裹，置于纸塑包装袋中，封装。生物指示物应符合国家相关管理要求。

C.2 监测方法：将常规生物测试包置于灭菌器最难灭菌的部位（所有装载灭菌包的中心部位）。灭菌周期完成后应立即将生物测试包从被灭菌物品中取出。自含式生物指示物遵循产品说明书进行培养；如使用芽孢菌片的，应在无菌条件下将芽孢菌片接种到含 5 ml 胰蛋白胨大豆肉汤培养基（TSB）的无菌试管中，36℃±1℃培养 48h，观察初步结果，无菌生长管继续培养至第 7 日。检测时以培养基作为阴性对照（自含式生物指示物不用设阴性对照），以加入芽孢菌片的培养基作为阳性对照。

C.3 结果判定：阳性对照组培养阳性，阴性对照组培养阴性，试验组培养阴性，判定为灭菌合格。阳性对照组培养阳性，阴性对照组培养阴性，试验组培养阳性，则灭菌不合格；同时应进一步鉴定试验组阳性的细菌是否为指示菌或是污染所致。

附 录 D
（规范性附录）
过氧化氢低温等离子灭菌的生物监测方法

D.1 管腔生物 PCD 或非管腔生物监测包的制作：采用嗜热脂肪杆菌芽孢生物指示物制作管腔生物 PCD 或非管腔生物监测包；生物指示物的载体应对过氧化氢无吸附作用，每一载体上的菌量应达到 1×10^6 CFU，所用芽孢对过氧化氢气体的抗力应稳定并鉴定合格；所用产品应符合国家相关管理要求。

D.2 管腔生物 PCD 的监测方法：灭菌管腔器械时，可使用管腔生物 PCD 进行监测，应将管腔生物 PCD 放置于灭菌器内最难灭菌的部位（按照生产厂家说明书建议，远离过氧化氢注入口，如灭菌舱下层器械搁架的后方）。灭菌周期完成后立即将管腔生物 PCD 从灭菌器中取出，生物指示物应放置 56℃±2℃培养 7d（或遵循产品说明书），观察培养结果。并设阳性对照和阴性对照（自含式生物指示物不用设阴性对照）。

D.3 非管腔生物监测包的监测方法：灭菌非管腔器械时，应使用非管腔生物监测包进行监测，应将生物指示物置于特卫强材料的包装袋内，密封式包装后，放置于灭菌器内最难灭菌的部位（按照生产厂家说明书建议，远离过氧化氢注入口，如灭菌舱下层器械搁架的后方）。灭菌周期完成后立即将非管腔生物监测包从灭菌器中取出，生物指示物应放置 56℃±2℃培养 7d（或遵循产品说明书），观察培养结果。并设阳性对照和阴性对照（自含式生物指示物不用设阴性对照）。

D.4 结果判定：阳性对照组培养阳性，阴性对照组培养阴性，实验组培养阴性，判定为灭菌合格。阳性对照组培养阳性，阴性对照组培养阴性，实验组培养阳性，判定为灭菌失败；同时应进一步鉴定实验组阳性的细菌是否为指示菌或是污染所致。

附 录 E
（规范性附录）
低温蒸汽甲醛灭菌的生物监测方法

E.1 管腔生物 PCD 或非管腔生物监测包的制作：采用嗜热脂肪杆菌芽孢生物指示物制作管腔生物 PCD 或非管腔生物监测包；生物指示物的载体应对甲醛无吸附作用，每一载体上的菌量应达到 1×10^6 CFU，所用芽孢对甲醛的抗力应稳定并鉴定合格，所用产品应符合国家相关管理要求。

E.2 管腔生物 PCD 的监测方法：灭菌管腔器械时，可使用管腔生物 PCD 进行监测，应将管腔生物 PCD 放置于灭菌器内最难灭菌的部位（按照生产厂家说明书建议，远离甲醛注入口），灭菌周期完成后立即将管腔生物 PCD 从灭菌器中取出，生物指示物应放置 56℃±2℃培养 7d（或遵循产品说明书），观察培养结果。并设阳性对照和阴性对照（自含式生物指示物不用设阴性对照）。

E.3 非管腔生物监测包的监测方法：灭菌非管腔器械时，应使用非管腔生物监测包进行监测，应将生物指示物置于纸塑包装袋内，密封式包装后，放置于灭菌器内最难灭菌的部位（按照生产厂家说明书建议，远离甲醛注入口）。灭菌周期完成后立即将非管腔生物监测包从灭菌器中取出，生物指示物应放置 56℃±2℃培养 7d（或遵循产品说明书），观察培养结果。并设阳性对照和阴性对照（自含式生物指示物不用设阴性对照）。

E.4 结果判定：阳性对照组培养阳性，阴性对照组培养阴性，实验组培养阴性，判定为灭菌合格。阳性对照组培养阳性，阴性对照组培养阴性，实验组培养阳性，判定为灭菌失败；同时应进一步鉴定实验组阳性的细菌是否为指示菌或是污染所致。